再発、転移をもう恐れない！

400症例が実証する

がん遺伝子治療はここまで進化した

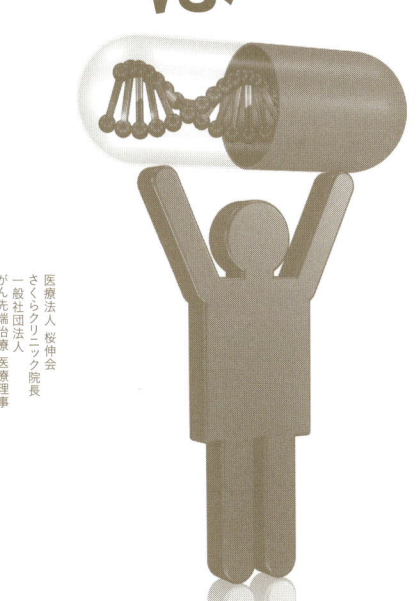

医療法人 桜伸会
さくらクリニック院長
一般社団法人
がん先端治療 医療理事
吉田 治

KKロングセラーズ

第一章 症例1（Aさん47歳　乳がん）本文16ページ

左乳がんで、術前・術後に化学療法をし、放射線もしたにもかかわらず、2年後、左乳房内に再発。対側の肋骨にも転移。→ 骨転移は骨髄内注入で沈静化したので放射線で根治。乳房内腫瘍は局所注入し摘出したが、すでにがん細胞ではなく壊死状態だった。

腫瘍マーカー　抗p53抗体　の推移

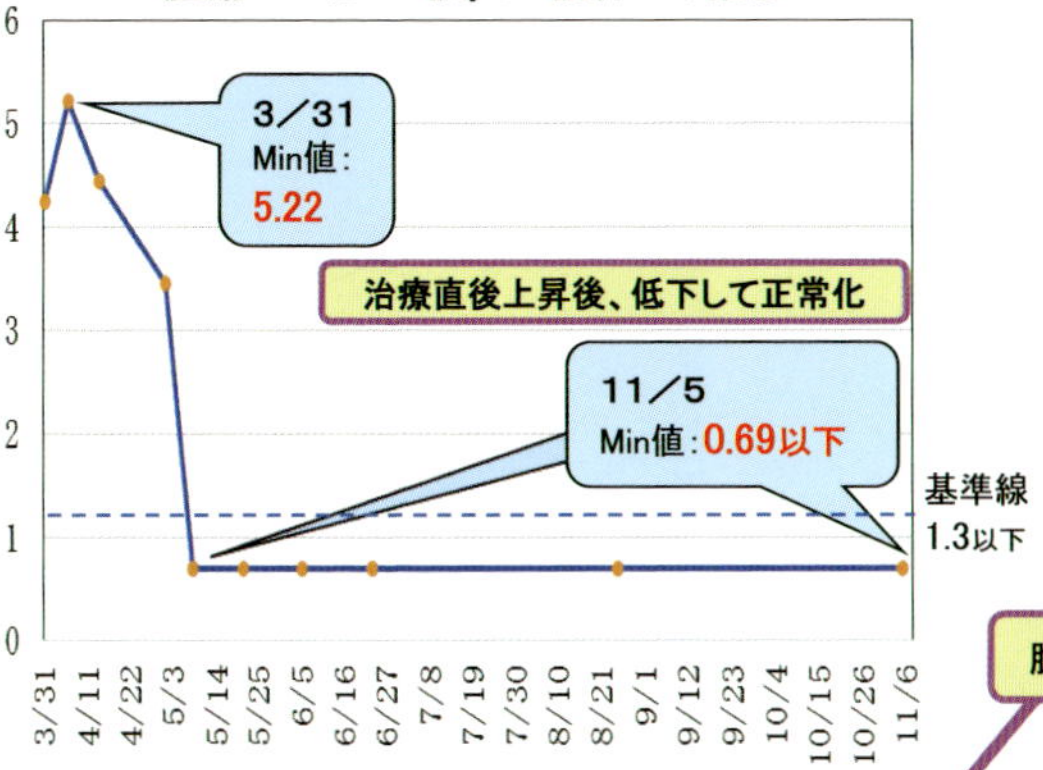

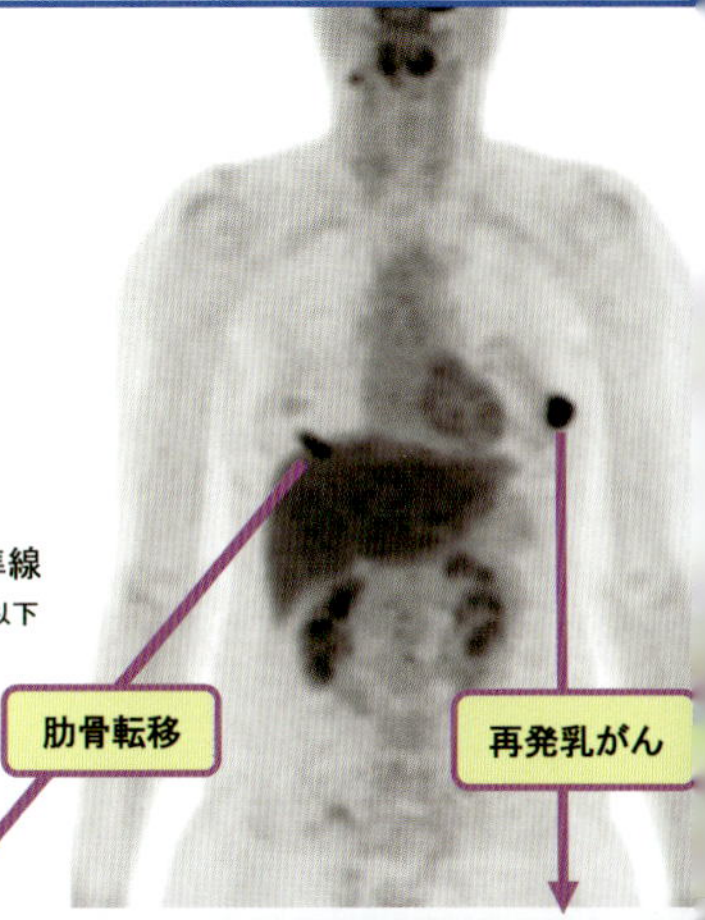

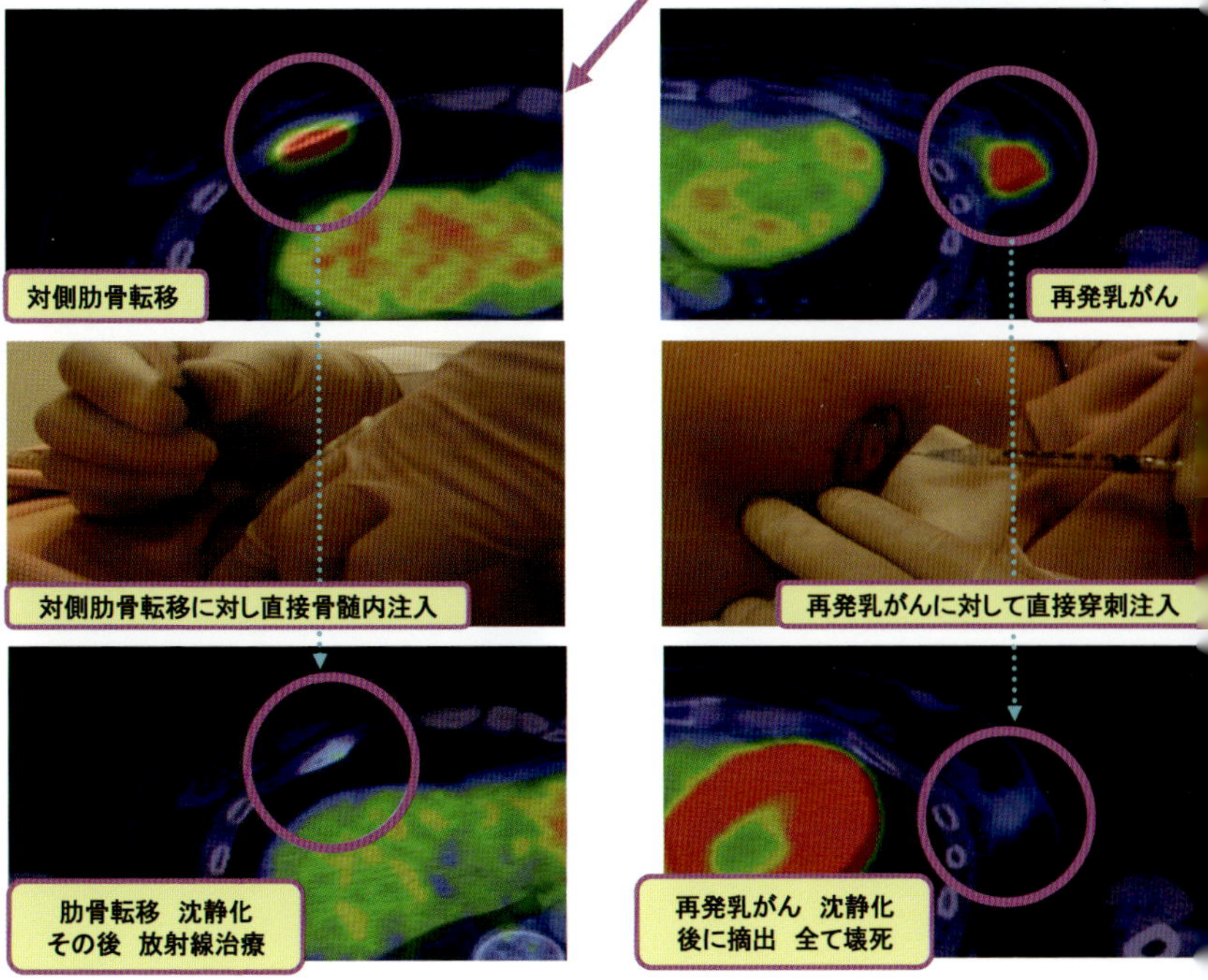

第一章 症例2（Bさん53歳　すい臓がん）本文23ページ

すい臓がん（体尾部）で、肝転移、副腎・腎臓・脾臓・脾動静脈・腹腔神経叢に浸潤
→ 肝転移消失、TM正常化にて放射線適応となり、すい臓がんも縮小し、CRとなる

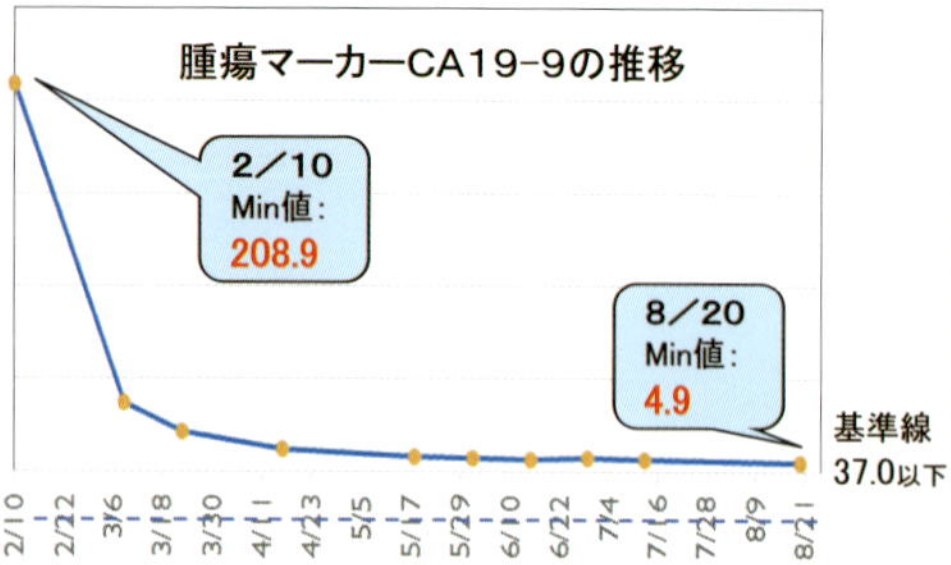

治療直後よりCA19－9が低下　正常化した後は維持

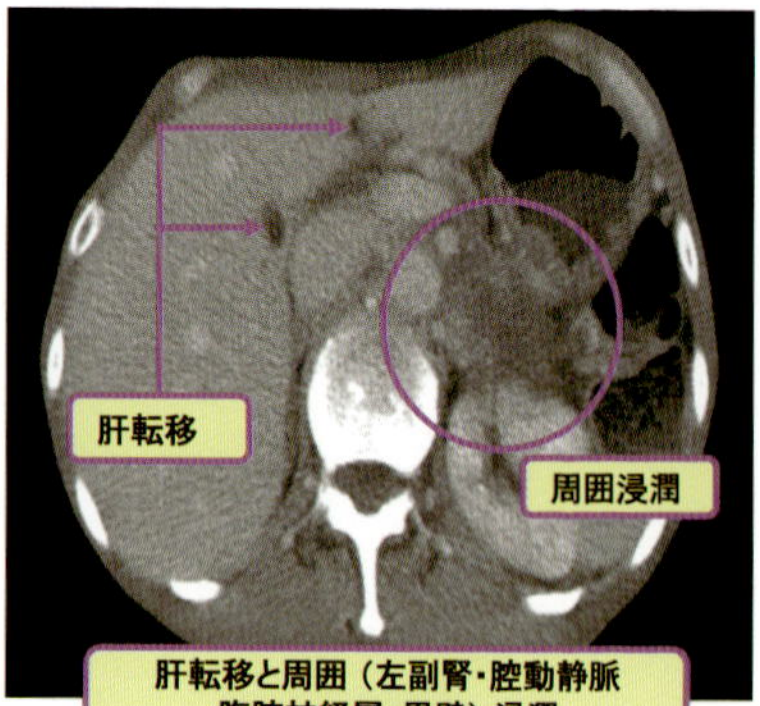

肝転移と周囲（左副腎・腔動静脈
腹腔神経層・胃壁）浸潤

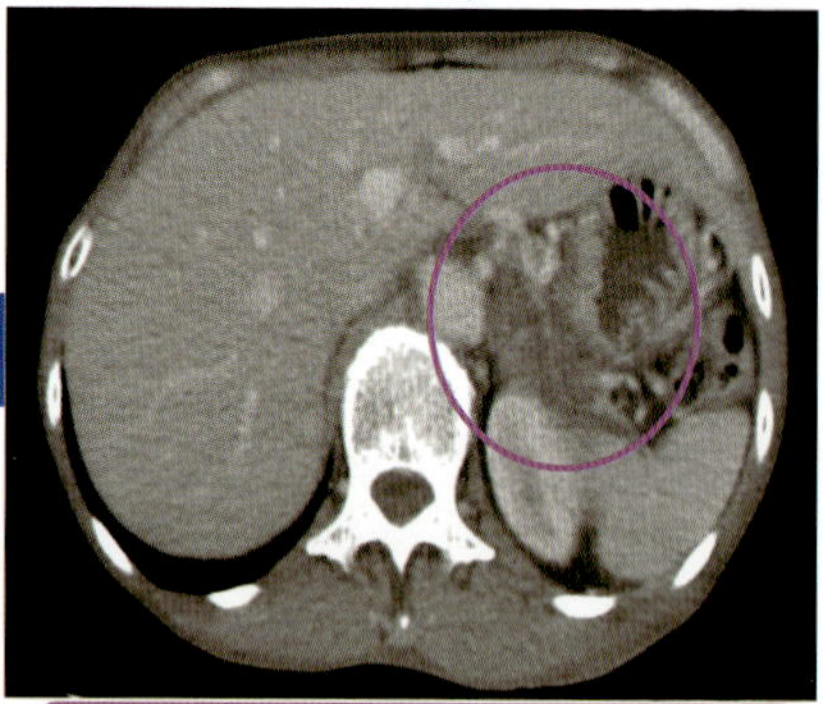

肝転移消失　周囲浸潤していたがんも縮小

3ケ月後

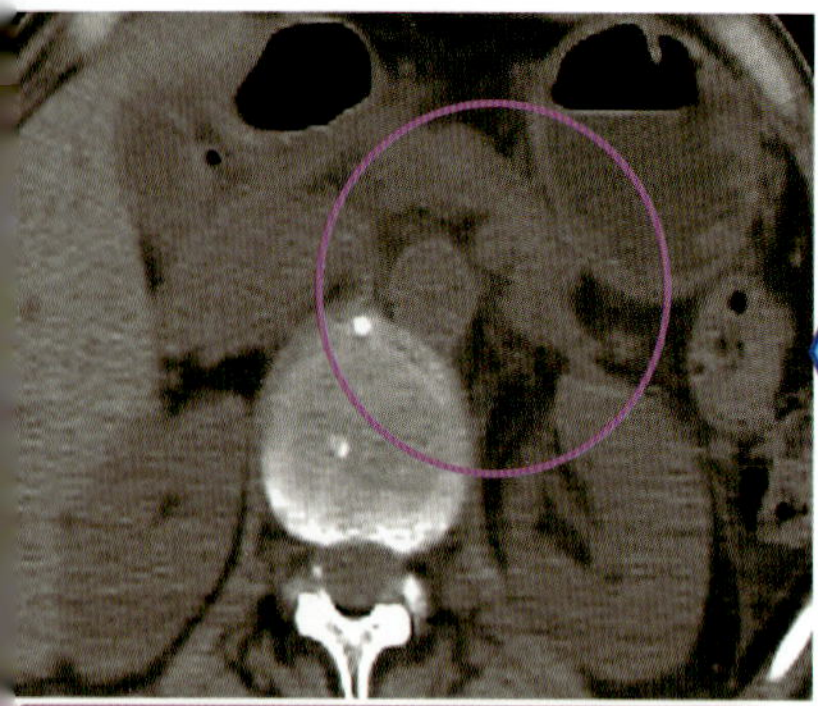

腫瘍縮小し周囲浸潤もなくなった　治療効果CR

治療効果CRとは抗がん剤の治療効果判定のためのガイドラインです。下記のように判定されます。

標的病変の判定基準	CR	完全奏効、著効	腫瘍の消失が4週間以上続いた場合
	PR	部分奏効、有効	腫瘍の最長径の和の30%以上が縮小
	SD	安定	PRとPD どちらの基準も満たさない
	PD	進行	腫瘍の最長径の和の20%以上増加

Aさん（50歳　乳がん）
本文70ページ

乳房内転移しているタイプの悪いがん。活動性が高く次から次へと転移する。→ 手術完全拒否のため、遺伝子治療で縮小・沈静化した後、放射線治療で消失した。

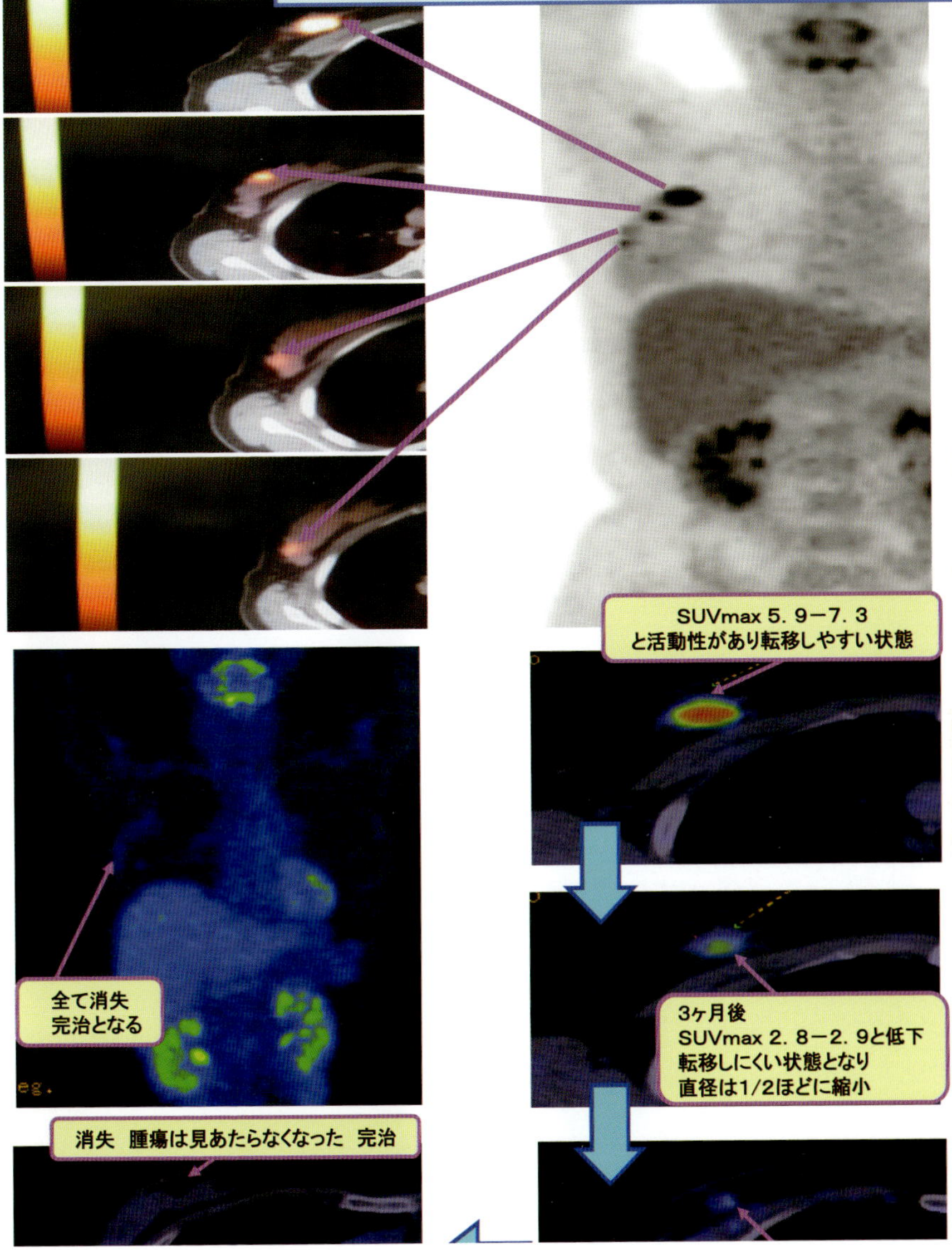

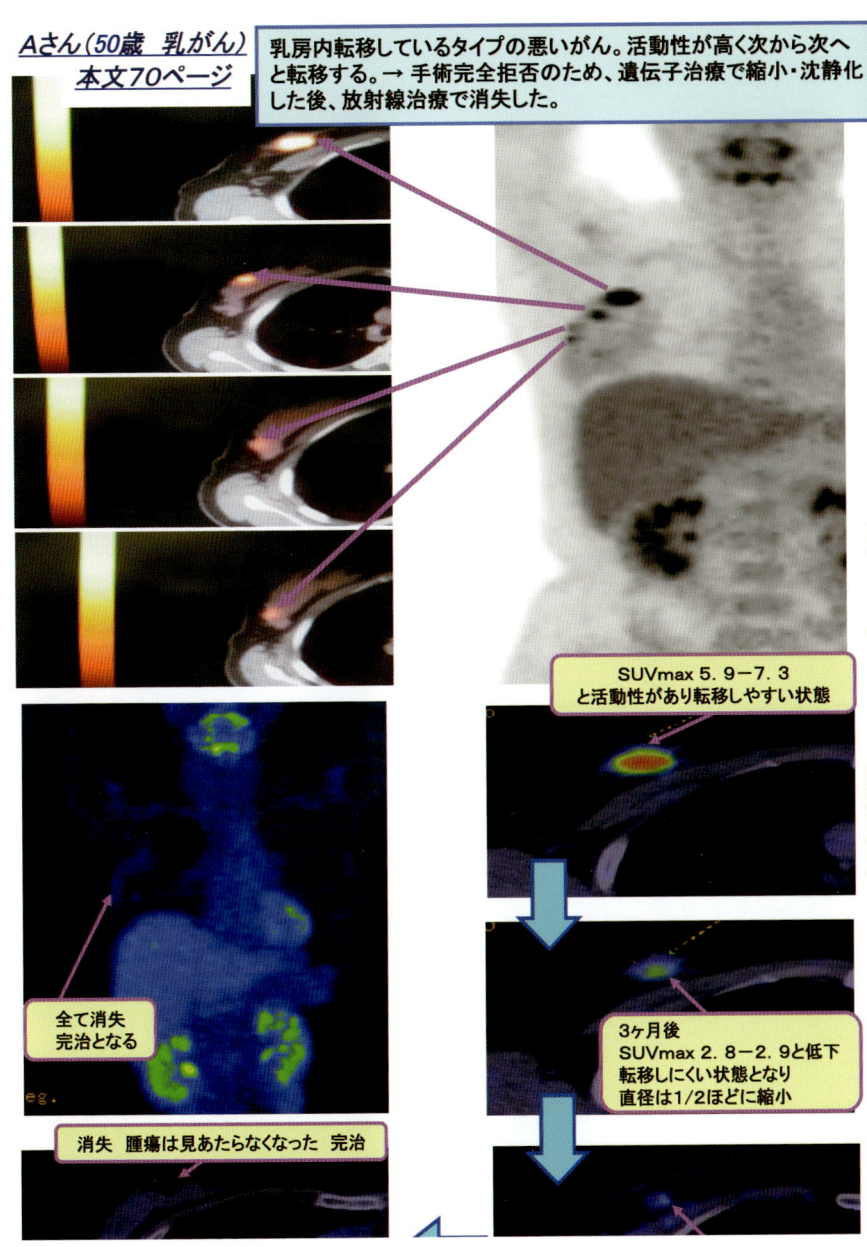

Bさん（42歳　乳がん）本文71ページ

乳がん手術前より遺伝子治療。3回の局所注入で29mm→24mmに縮小
もう少しでStage Ⅰとなる所だった。腫瘍周囲のリンパ球浸潤により、免疫も活性化し、がんをやっつける免疫ができた。

乳腺エコー所見報告書（手術前）

左　C領域2時の方向外側に低エコー充実性腫瘤を認めます　→　カテゴリー5

- 23× 18× 29　mm　　D / W比　1.28
- 腫瘤からnipple方向に伸びる管腔構造なし
- 形状　分葉形
- 境界　明瞭平滑　　・内部エコー　不均一

病理組織診レポート（手術後の病理検査結果）

診断

Invasive ductal carcinoma, solid-tubular carcinoma, left breast, Bp+
SNB, area=upper-outer(C), 2.40×1.30×1.70cm, n(0/1, i-), margin -,
NG(2), ER(8), PgR(8), HER2(2), g f, ly0, v0, status: primary,
UICC 7th:pT2 pN0 M0 Stage ⅡA, Jap 17th:pT2 pN0 M0 Stage ⅡA.

所見

検体:左乳腺　乳癌病巣数:1病巣
切除術:Bp+SNB 7.5×7.2×2.0cm, 占拠部位:左upper-outer(C)領域
腫瘍径:2.40×1.30×1.70cm, 腫瘍径 in situ ca含む:2.40×1.30×1.70cm
組織分類:invasive ductal carcinoma, solid-tubular carcinoma
核異型スコア:2, 核分裂スコア:2(5/10HPF), 核グレード:2
ER: Allred PS5 IS3 TS8, PgR: Allred PS5 IS3 TS8
HER2:score 2, 強陽性:0%, 中等度陽性:10%, 弱陽性:30%
波及度:g f, リンパ管侵襲:ly0, 静脈侵襲:v0
断端: 皮膚側:-, 深部側:-, 0.5mm inv #24, 側方:-, 乳頭側:-
in situ ca+, EIC-, 娘結節-, comedo-, 石灰化+, リンパ球浸潤+++
前治療:なし, 区分:初発
リンパ節転移: 合計(0/1, i-)
SNB(0/1)
UICC 7版:pT2 pN0 M0 Stage ⅡA, 規約17版:pT2 pN0 M0 Stage ⅡA
異型細胞が小胞巣状に浸潤するinvasive ductal carcinoma, solid-tubular carcinomaの所見です。癌周囲にリンパ球浸潤が高度にみられます。少量のin situ componentを含んでいます.

遺伝子治療の局所注射3回と点滴投与3回により
腫瘍が29×23×18mmから24×17×13へと縮小。

がん腫瘍周囲にリンパ球浸潤が高度に見られる。
遺伝子治療の局所注射→がん壊死→抗原提示→リンパ球感作→
リンパ球が攻撃→さらに壊死→縮小＋がん攻撃リンパ球が形成される

Cさん（44歳　乳がん）本文73ページ

手術前に腫瘍は3cmでT2のStageⅡ（2cm以上）であった。局所注入により、半分の1.6×1.5cmに縮小。→ 中央部は壊死による線維化で縮小し StageⅡa→Ⅰへ。抗がん剤を回避、さらに乳房内転移も防ぐことができた。

手術前　T2N0M0　の StageⅡa の診断
手術前に遺伝子治療の局所注入5回・点滴5回
部分切除を希望されていたが、再発を防ぐために全摘手術を勧める。

病　理　組　織　診　断　報　告　書

傷病名：　右乳がん（T2N0M0）
invasive　ductal　carcinoma

ＭＭＧ、ＥＣＨＯ、ＦＮＡＣ、ＣＮＢを施行して、上記と診断いたしました。

（ＥＲ３＋、ＰｇＲ３＋、ＨＥＲ２スコア２＋）、ｋｉ－６７、ＦＩＳＨ法はまだ検査しておりません。

その間に、ＣＴ、ＭＲＩ、骨ＲＩを行う。

左乳腺切除検体：

検体は16.5x20x4.5cm大、皮切は6.8x2.8cm大。割面上黄白色調充実性の1.6x1.5cm大の腫瘤が見られる。

組織学的には核の腫大、核小体明瞭化、Ｎ／Ｃ比の増加を示す異型細胞が小胞巣状構造を呈して浸潤、増生している。腫瘤中心部では繊維化が目立ち、腫瘍胞巣周囲に間隙を伴う。腫瘍胞巣は全体として充実性に増生して充実性の腫瘤を形成する。周辺部では小胞巣状に脂肪織に浸潤を示す。外側方向を中心に入管内成分が目立つ。乳頭直下の乳管内にも広がる。

● 主病変：
右尾側
Bt+SNB→Fr:Ca(－)→Ax省略
浸潤径(#10-11):1.6x1.5cm、（腫瘍全体(#8-11)：5.2x2.8cm)
組織型:scirrhous　carcinoma
NA:2、　MC:2→NG:2
TF:3→HG:ＩＩ(7)
In　situ(＋)(cribri-comedo、cribriform、solid)

腫瘍は縮小して　StageⅠ　となった。

病理検査の結果、周囲、乳頭直下などに乳管を通じて浸潤手前であった。

腫瘍縮小のよりStageを下げてさらに乳房内転移を抑えることができた。

術前に遺伝子治療を受けず、部分切除を選択していたら、再発の危険性が非常に高かった可能性がある。

Dさん（43歳　乳がん）本文75ページ

手術前にあまり時間が無く、リンパ節転移は残ってしまったが、局所注射後、軽いひきつれと熱感があり、腫瘍は縮小した。これは先に紹介したA～Dさんにも見られた症状で、遺伝子治療の効果が現れている証拠でもある。

① 遺伝子治療の局所注入により、がん細胞が壊死して抗原提示。
② 抗原に感作したリンパ球が、がん細胞を攻撃。
③ 遺伝子治療＋免疫活性化という相乗効果で腫瘍を縮小。
④ がんに対する免疫の攻撃性が出来あがると、全身に対してもすごく有効な免疫となる。
⑤ がんを自己から非自己化し、長期の免疫が完成したとも言える。

Eさん（37歳　乳がん、リンパ節・骨転移）本文76ページ

左乳がん手術後、抗がん剤治療するも、半年で多発リンパ節転移、対側肋骨転移。

→ 遺伝子治療の局所注入にてリンパ節転移ほぼ消失。対側肋骨・腸骨転移消失。

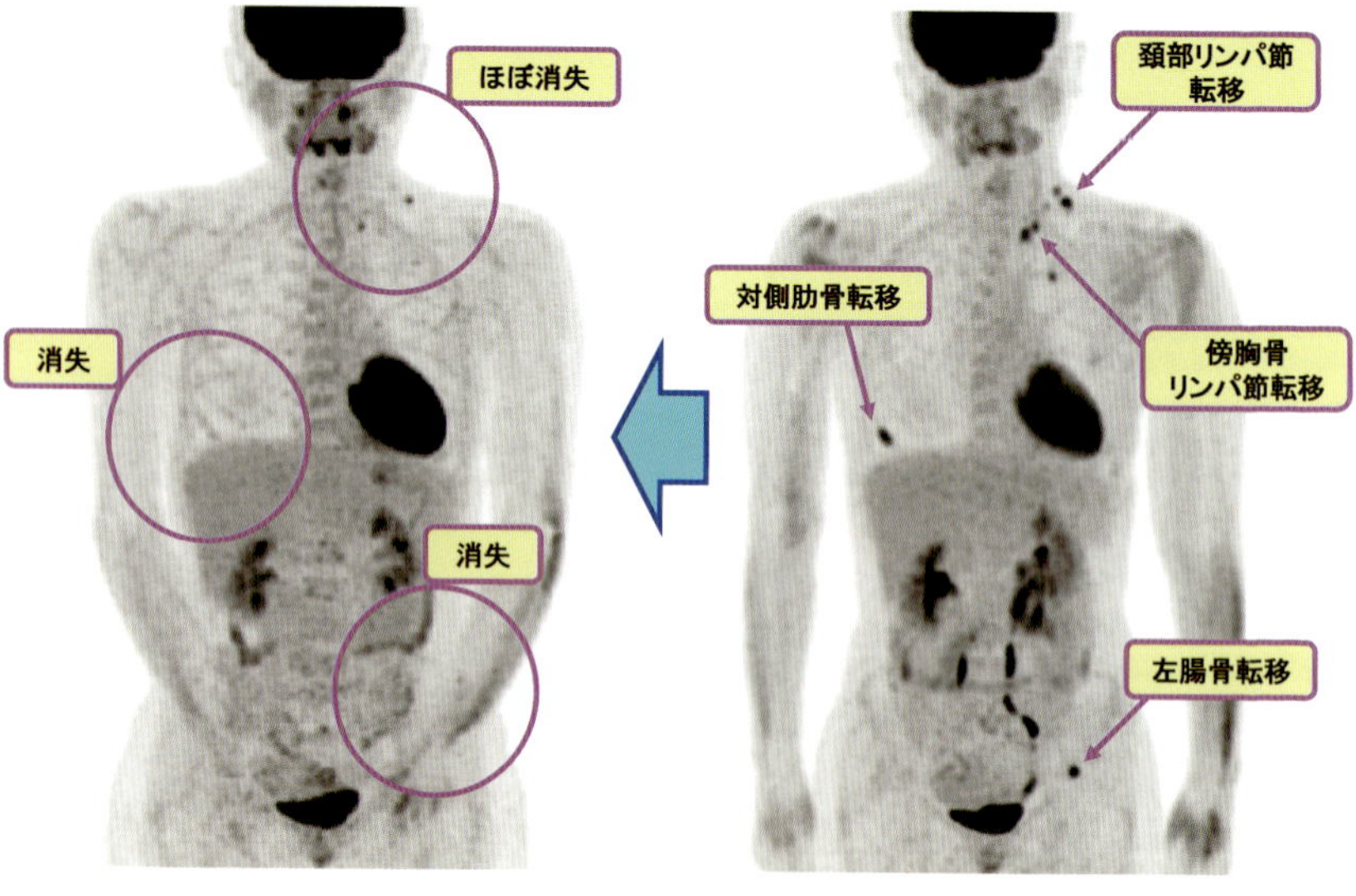

放射線照射前に遺伝子治療で消失したため、放射線治療は中止となり、経過観察となる。
その間に他の病気で大量のステロイドを使い入院。
治療中断している間に、再度リンパ節腫脹となり、放射線治療＋遺伝子治療を行なった。

Fさん（60歳　乳がん、肝転移）本文78ページ

乳がん手術5年後、肝転移3ヶ所・鎖骨下リンパ節転移で来院。→ 肝転移に対し、遺伝子治療＋樹状細胞＋活性リンパ球療法にて消失。TMも正常化

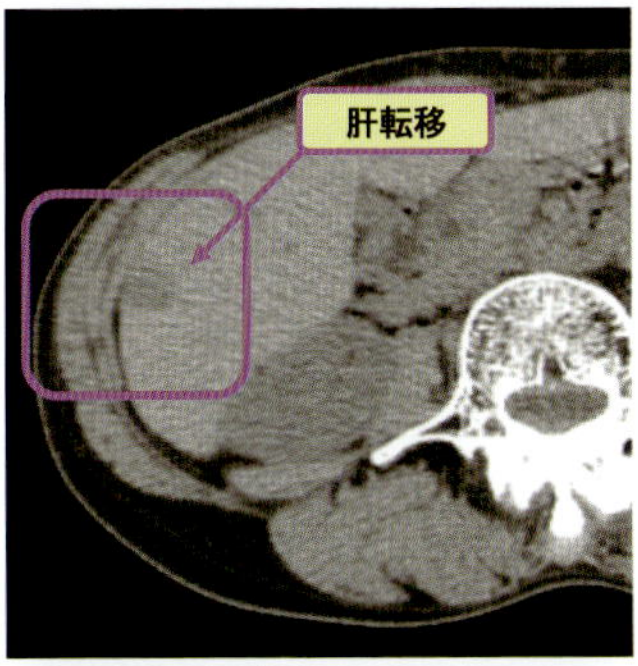

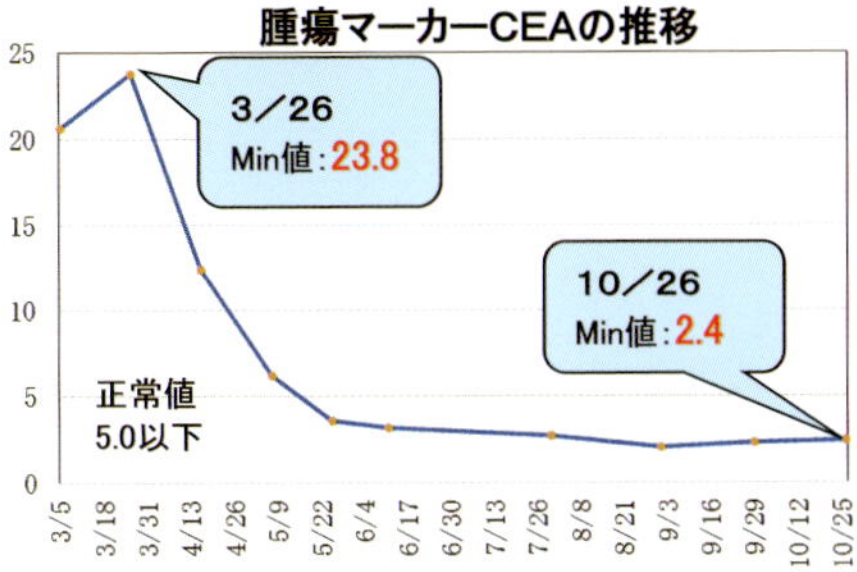

治療後すぐは上昇したが、その後低下して正常内を維持

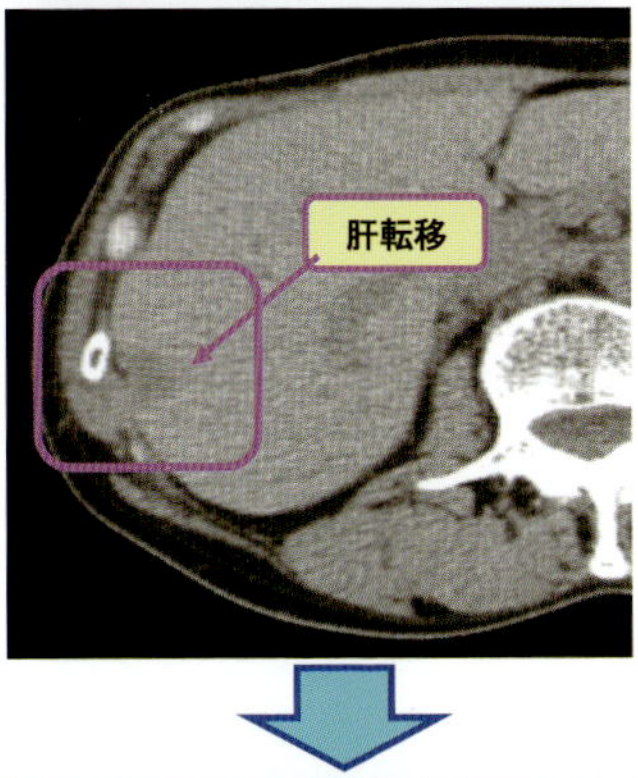

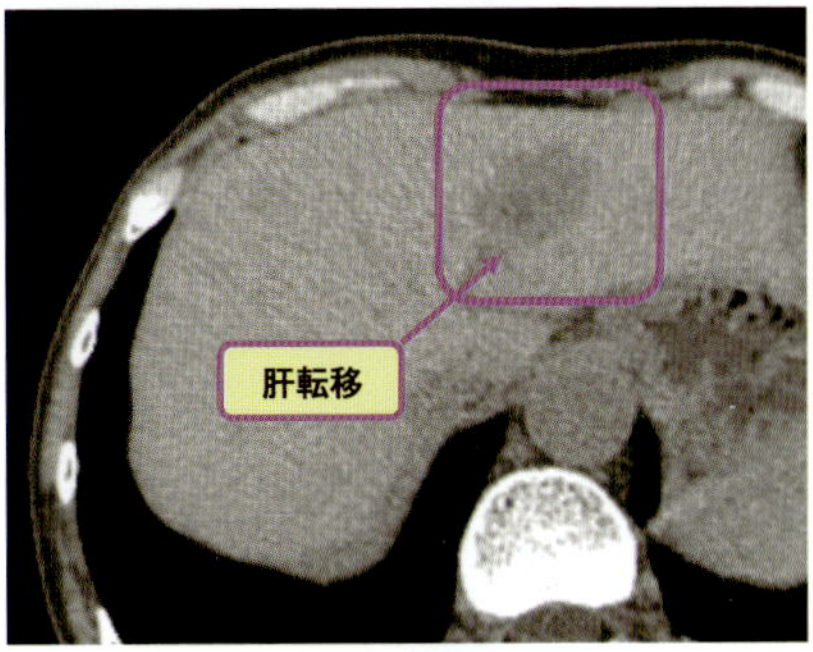

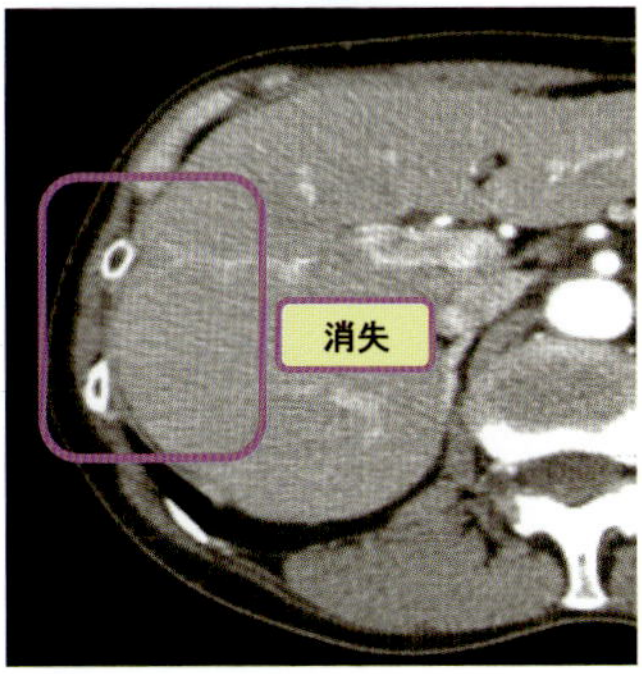

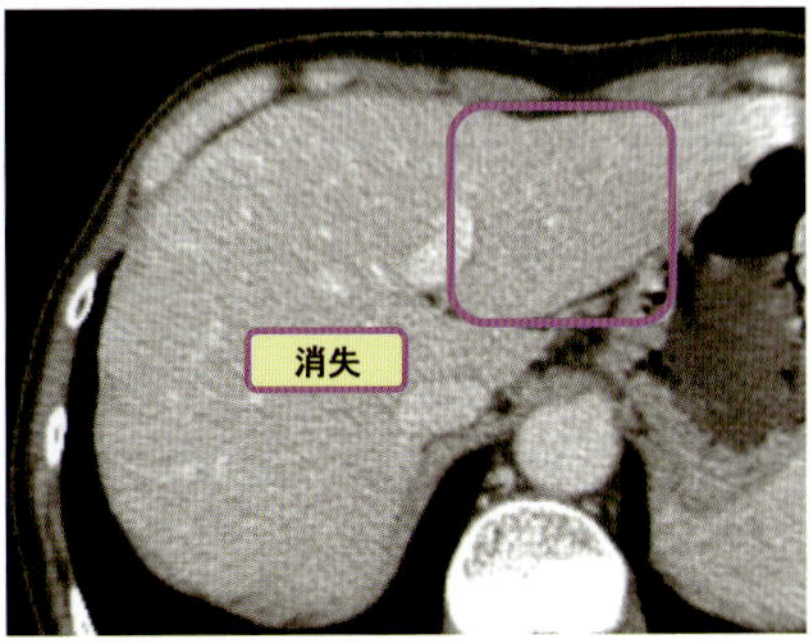

Gさん（44歳　乳がん、肝転移）
本文80ページ

術前、術後に抗がん剤を使用したが、2年半後に巨大肝転移として再発。→ 点滴と肝臓への局所注入で縮小させ、TM正常化し、ほぼ消失状態となった。

腫瘍マーカー　CEA　の推移

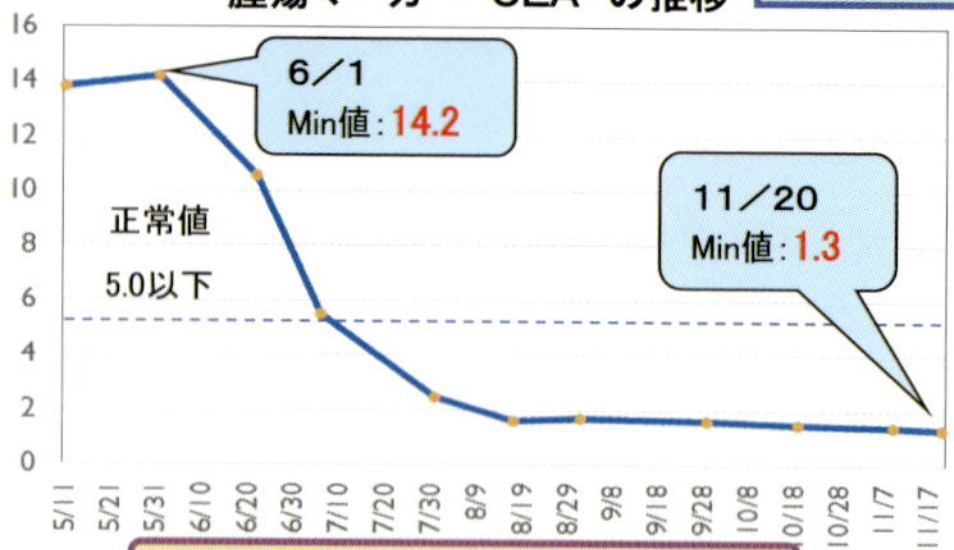

治療後徐々にCEA低下　正常値で安定

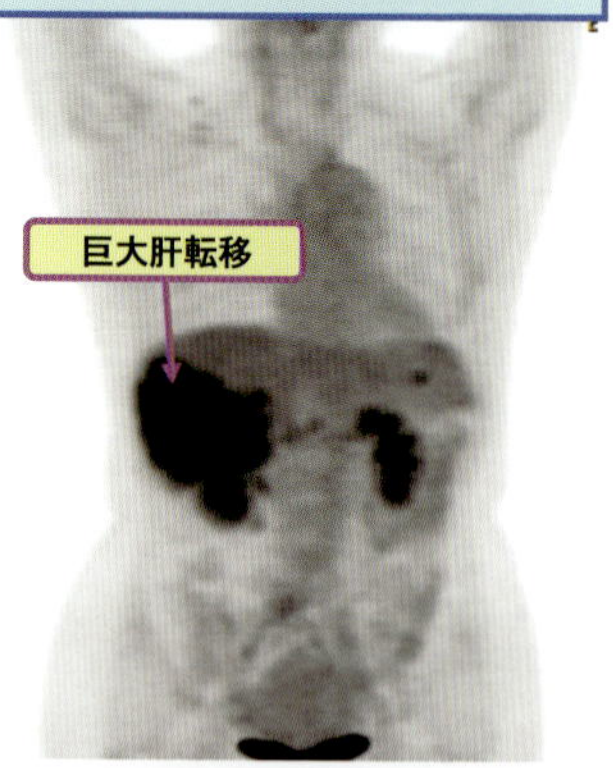

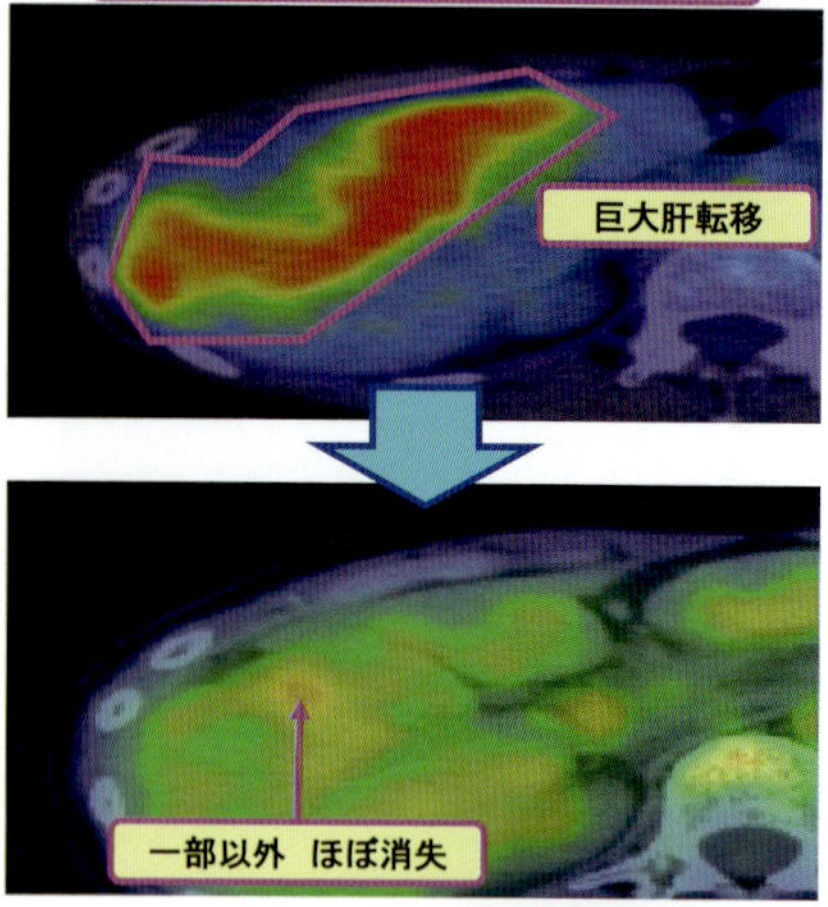

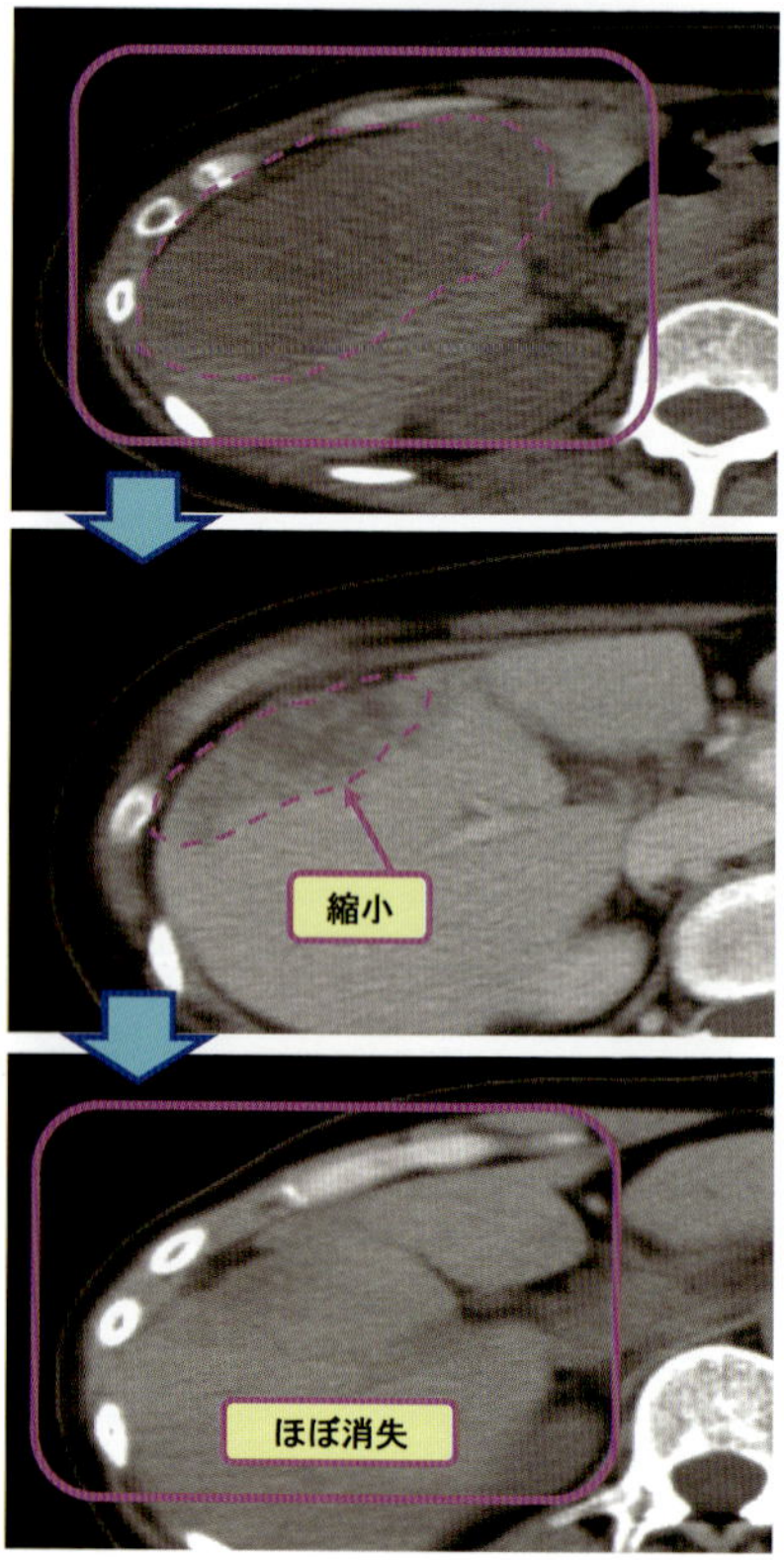

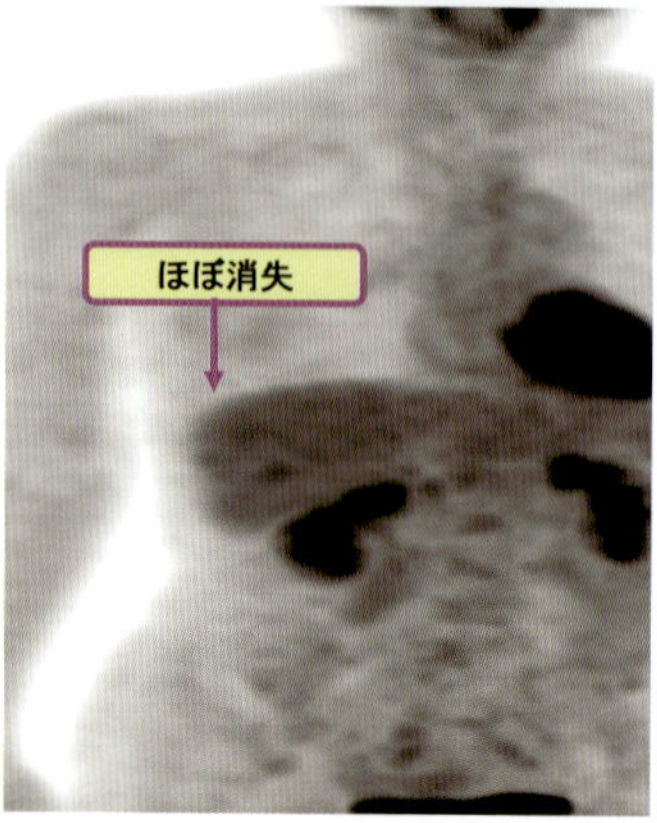

がん種別ステージ割合とステージ別の5年生存率

がんには、早期に発見しやすいものや、発見が遅れがちなものがあります。もちろん早期に発見できた方が、生存率も高まりますが、早期に発見できても、あまり生存率が高くないがんもあります。早期では生存率が高くても、ステージが進むと著しく生存率が下がるがんもあります。

また、5年生存率には、再発して治療中の方も含まれます。したがって、根治する方の割合は、もっと少なくなるのが現実です。

グラフの説明

2015年 予測罹患者数

2015年 予測死亡者数

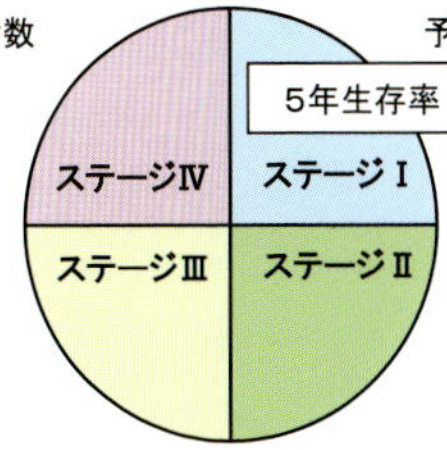

円グラフはがん発見時のステージの割合を表しています。青の領域が広いほど早期に発見されやすいがんになります。グラフの中の数値は、ステージごとの5年生存率となります。

食道がん

罹患者数 23,900人

死亡者数 11,400人

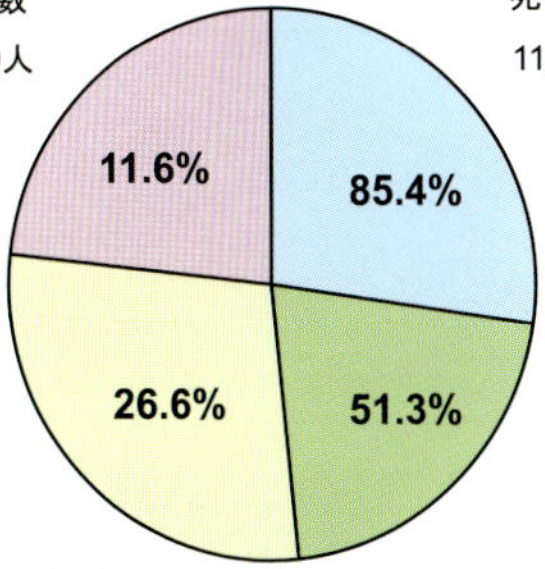

放射線治療が多く手術率は50%と低い。血流やリンパ流が豊富で転移しやすく予後が悪い。病期が進むごとに生存率が悪化する。

全てのがん

罹患者数 982,100人

死亡者数 370,900人

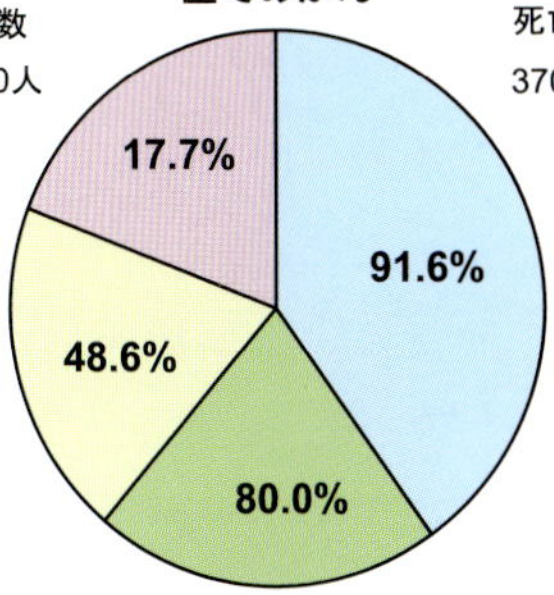

多くのがんは早期に発見できるほど、5年生存率が高くなります。逆に、遠隔転移があるⅣ期になると、著しく生存率が下がります。

大腸がん

罹患者数 135,800人

死亡者数 50,600人

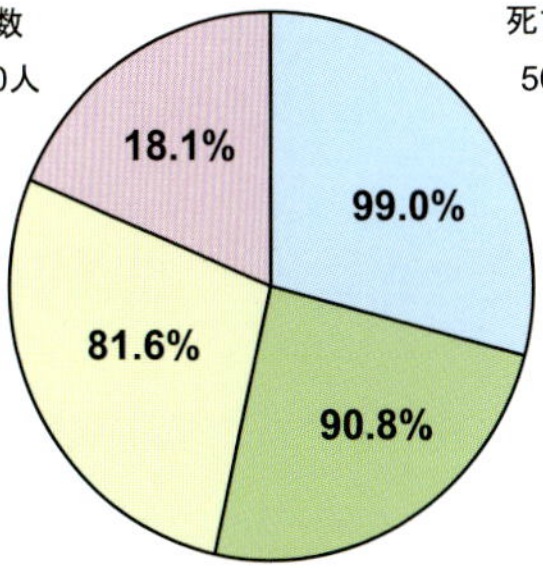

2015年の予測罹患者数1位。進行してから発見される場合も多いが、遠隔転移のないⅢ期までは、比較的に生存率が高い。

胃がん

罹患者数 133,000人

死亡者数 49,400人

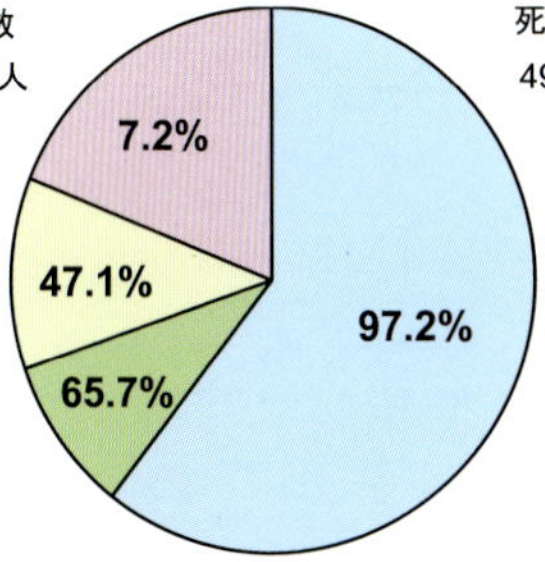

昨年まで罹患者数1位。早期発見が多く手術率も高い。早期であれば生存率は高いが、Ⅲ期では50%以下、Ⅳ期では10%以下となる。

胆嚢・胆道がん

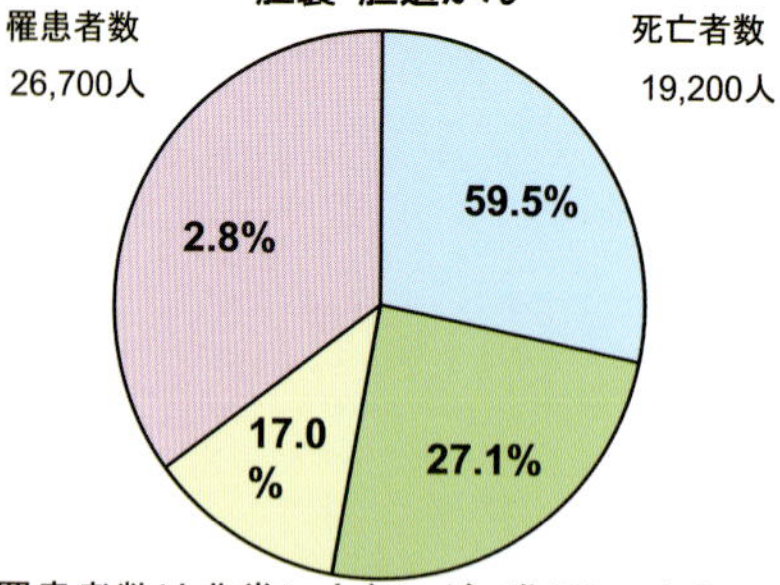

罹患者数は非常に少ないが、進行してからの発見が多く、手術率も低い。Ⅰ期でも60%程度の生存率で、その後は著しく下がる。

肝がん

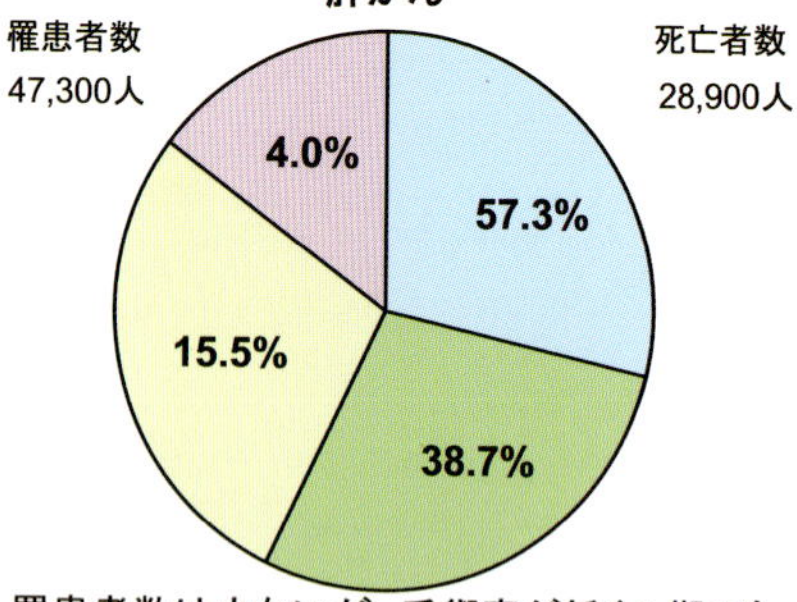

罹患者数は少ないが、手術率が低くⅠ期でも生存率が低い。肝臓内に転移しやすく、早期で手術が受けられたとしても再発率が高い。

喉頭がん

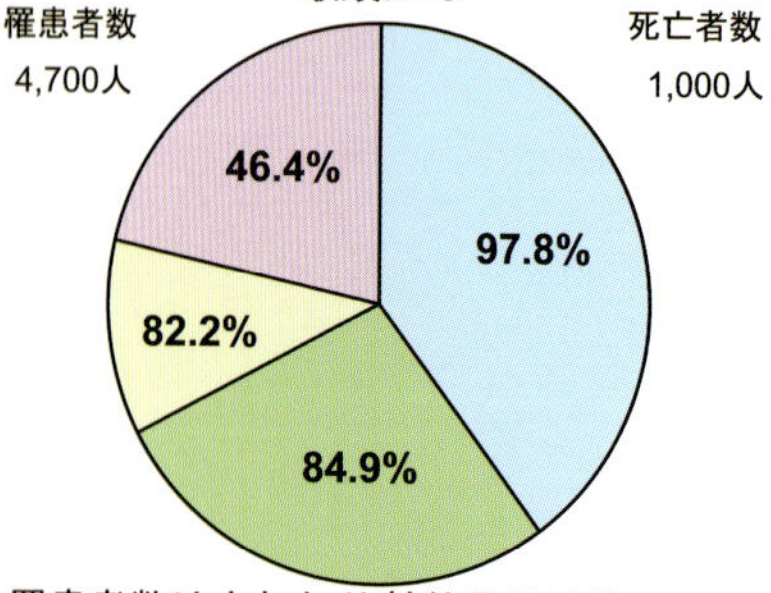

罹患者数は少なく、比較的発見は早い。手術率は40%程度と高くないが、Ⅲ期までの生存率は高い。Ⅳ期になると50%を下回る。

膵がん

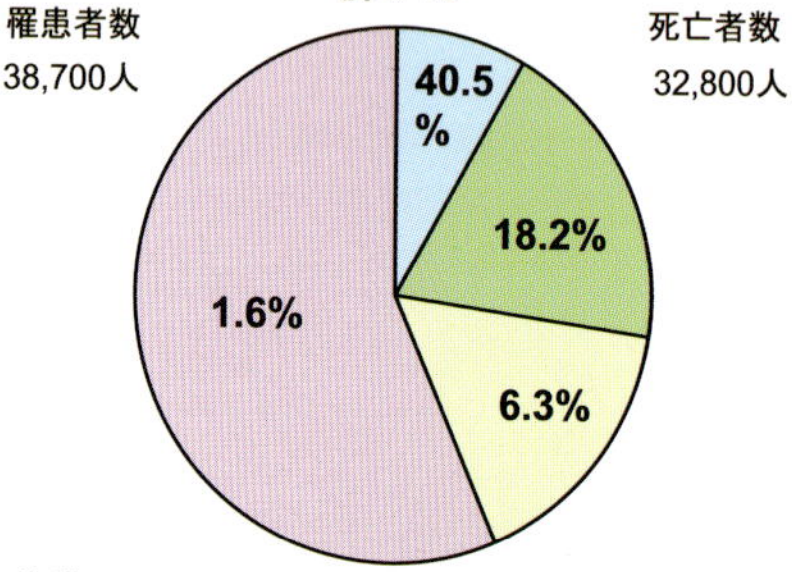

非常に発見されにくく、多くがⅣ期での発見で最も予後の悪い。Ⅰ期での生存率も40%程度でⅡ期でも18%、以降は数%しかない。

乳がん

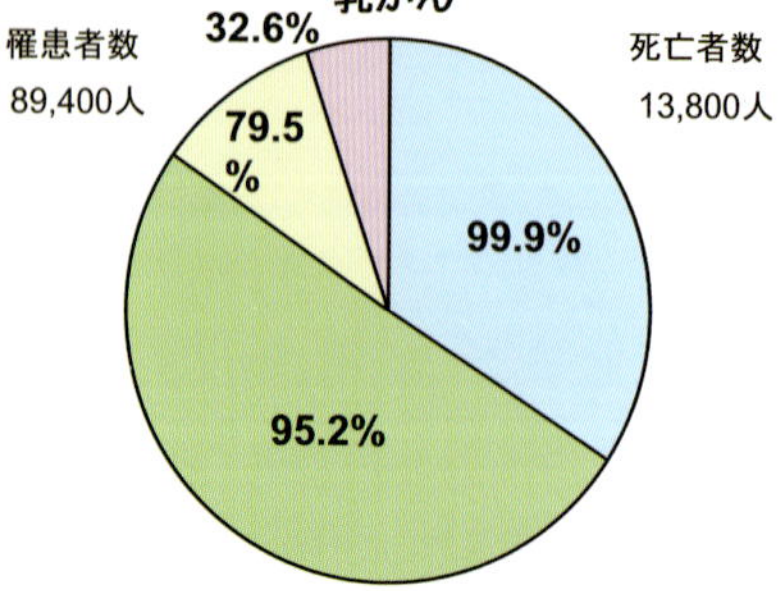

女性の罹患者数1位。早期発見が多く手術率・5年生存率共に高い。しかし再発が多く、5年生存には再発治療中の人も多く含まれる。

肺がん

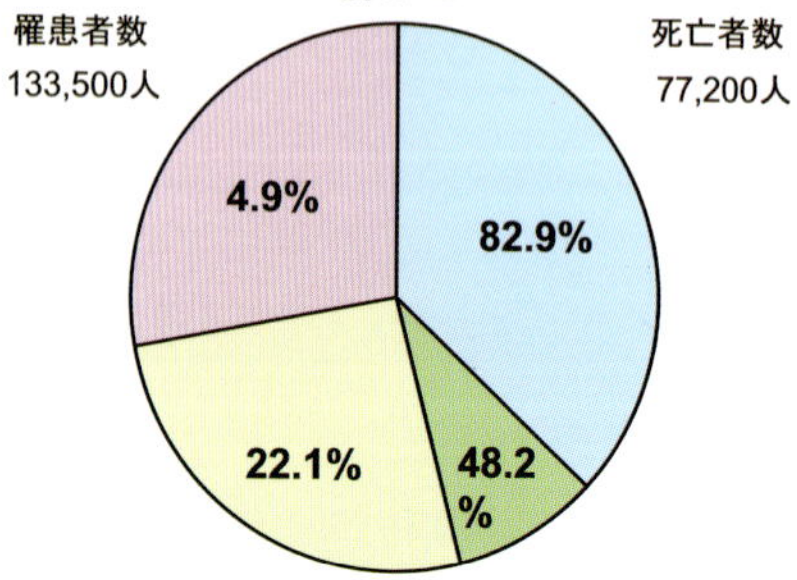

死亡者数1位。早期発見も多いが、進行している場合も多く、手術率は高くない。早期では生存率も高いが、Ⅱ期以降は著しく下がる。

卵巣がん

罹患者数 10,400人　死亡者数 4,800人

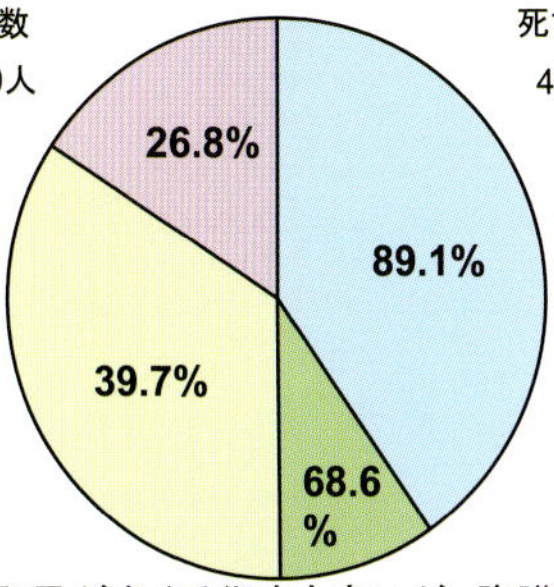

早期発見が多く手術率も高いが、腹膜播種をおこしやすいため進行が早い。Ⅰ期では90%ほどの生存率もⅢ期以降は40%を下回る。

子宮がん

罹患者数 30,000人　死亡者数 6,300人

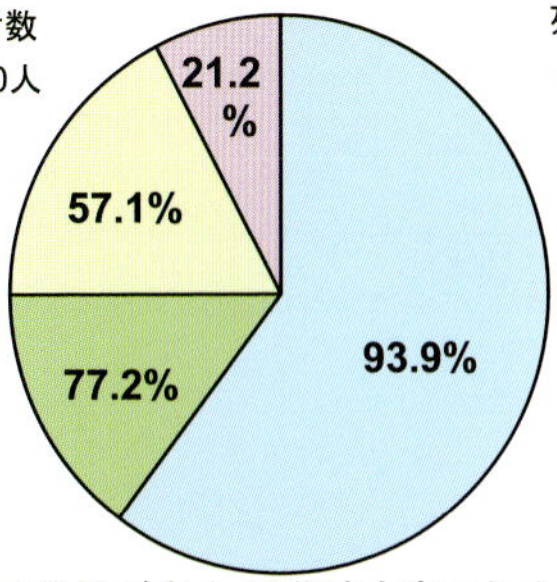

早期の発見が多く、手術率も高いため、Ⅱ期までの生存率は高い。しかしⅢ期では60%程度、Ⅳ期では20%程度まで下がってしまう。

腎臓がん

罹患者数 28,700人　死亡者数 9,100人

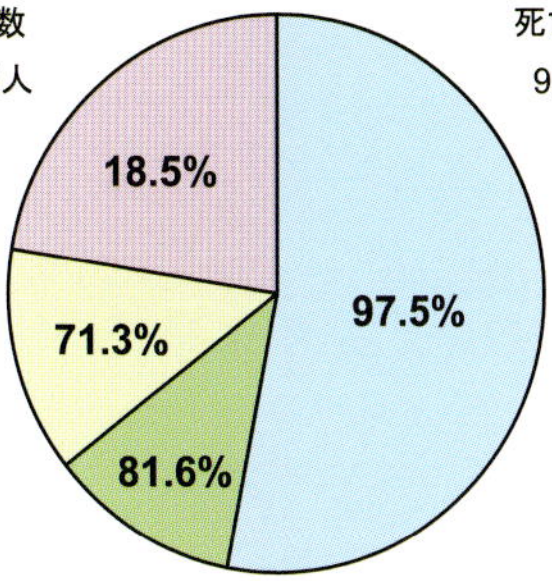

血尿などの症状で早期に発見されやすく、手術率も高い。早期の5年生存率は高いが、Ⅲ期では70%程度、Ⅳ期では20%を下回る。

前立腺がん

罹患者数 98,400人　死亡者数 12,200人

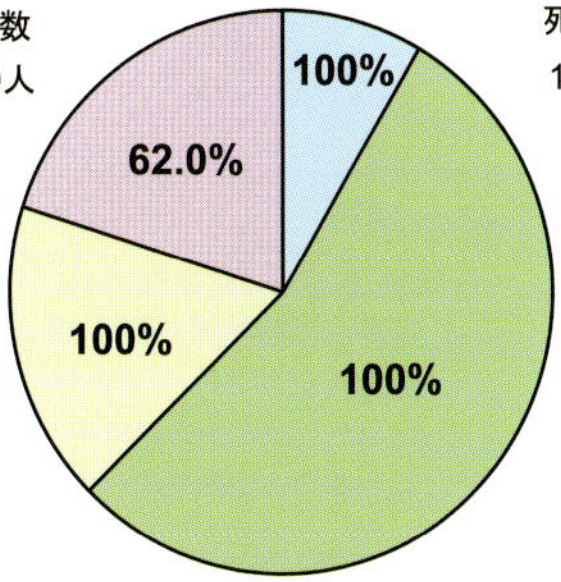

近年著しく増えている。排尿時に症状が現れるⅡ期での発見が多い。Ⅲ期まではほとんどが5年生存するが、再発している人も含まれる。

甲状腺がん

罹患者数 17,900人　死亡者数 1,800人

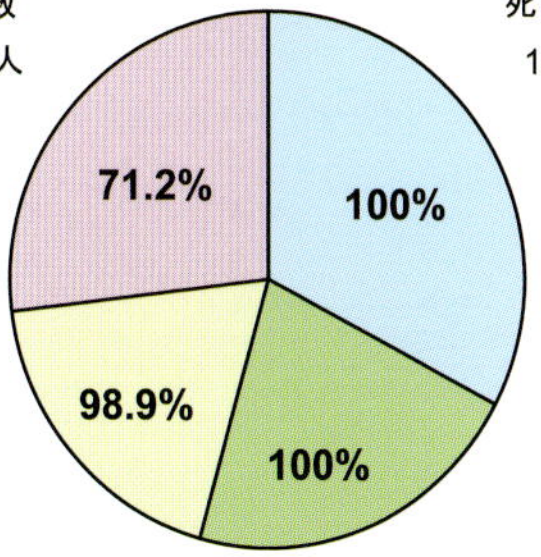

体表に近いがんですが、自覚症状がほとんどないため、発見が遅れることも多い。しかし、手術率は高く、5年生存率も非常に高い。

膀胱がん

罹患者数 21,300人　死亡者数 8,100人

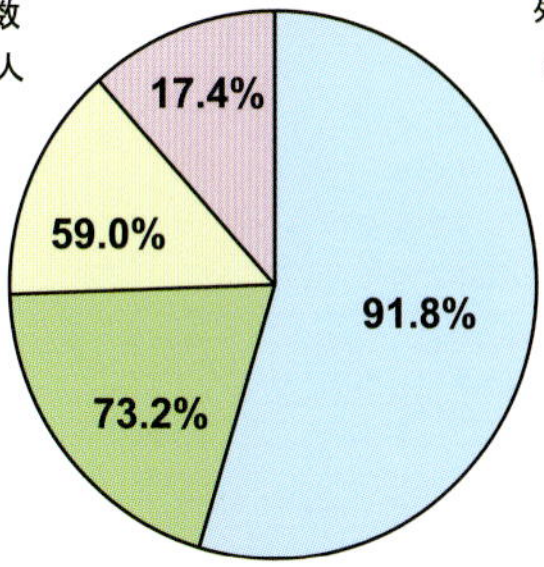

血尿などの症状で早期に発見されやすく、手術率も高い。比較的浸潤しやすく、Ⅲ期の5年生存率は60%、Ⅳ期では20%を下回る。

がん部位別生存率の推移

（生存率が減少し続ける乳がん・肝がん）

比較的に生存率の高いがん

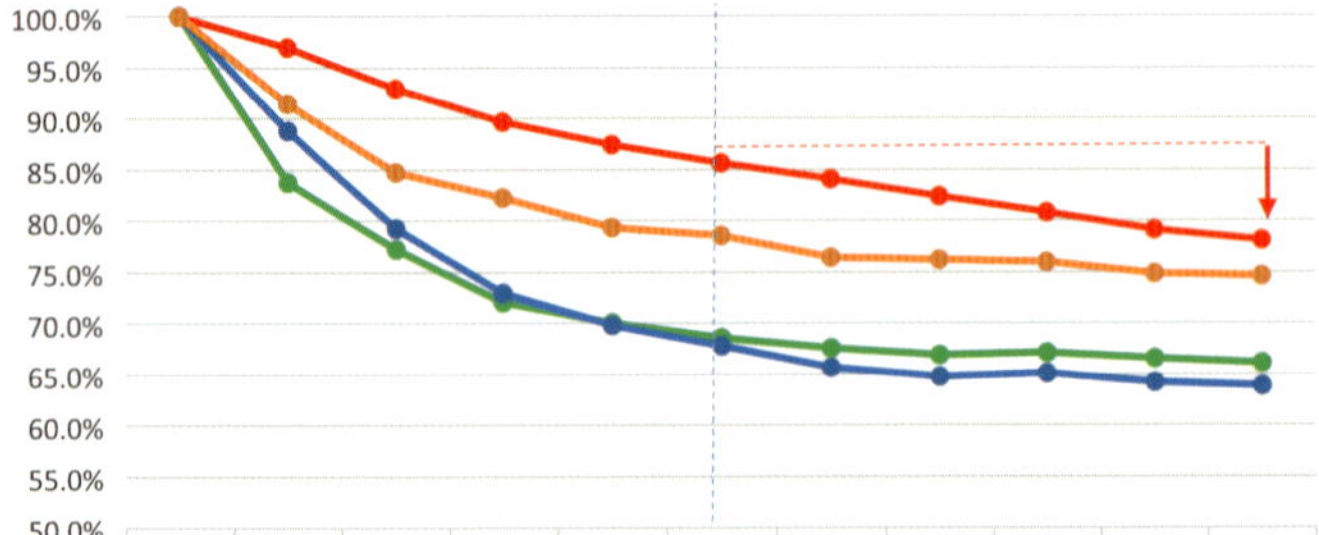

		1年	2年	3年	4年	5年	6年	7年	8年	9年	10年
胃	100.0%	83.7%	77.2%	72.1%	70.0%	68.6%	67.6%	66.9%	67.1%	66.5%	66.1%
大腸	100.0%	88.8%	79.2%	72.9%	69.8%	67.8%	65.6%	64.7%	65.1%	64.2%	63.8%
乳	100.0%	97.0%	93.0%	89.7%	87.5%	85.7%	84.1%	82.4%	80.8%	79.1%	78.1%
子宮	100.0%	91.5%	84.7%	82.3%	79.4%	78.6%	76.4%	76.2%	76.0%	74.9%	74.6%

胃がん、大腸がん、子宮がんは、発症から5～6年後以降に亡くなる方の割合が非常に少なくなるのに比べ、乳がんは、全体的な生存率は高いものの、10年後まで亡くなる方の割合があまり減少しない傾向がある。早期に発見される場合が多いが、再発も多い乳がんの特徴が現れていると考えられる。

比較的に生存率の低いがん

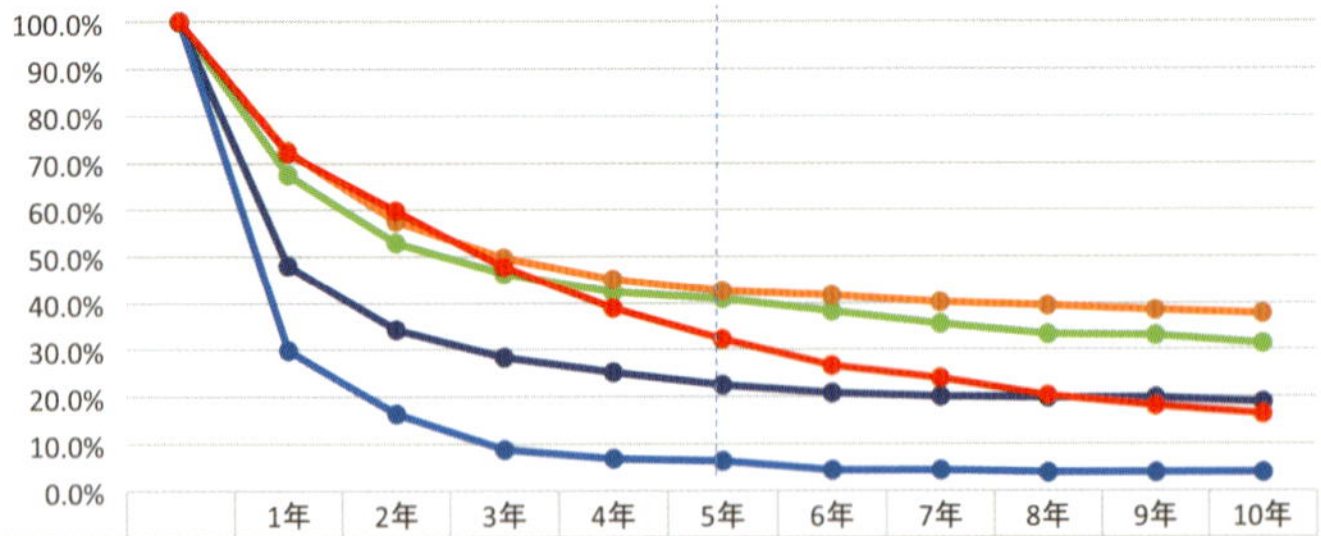

		1年	2年	3年	4年	5年	6年	7年	8年	9年	10年
食道	100.0%	67.4%	52.9%	46.3%	42.5%	40.9%	38.3%	35.6%	33.2%	33.0%	31.3%
肺	100.0%	72.5%	57.5%	49.8%	45.2%	42.7%	41.6%	40.2%	39.4%	38.5%	37.6%
胆嚢	100.0%	48.0%	34.3%	28.5%	25.2%	22.4%	20.9%	20.0%	19.9%	19.9%	18.8%
膵	100.0%	29.8%	16.4%	8.8%	6.7%	6.3%	4.3%	4.3%	3.9%	3.9%	3.9%
肝	100.0%	72.0%	59.7%	47.8%	39.0%	32.3%	26.7%	24.0%	20.2%	18.0%	16.3%

かなり進行してから発見されるがんが多いため、3年目くらいまでに亡くなる方の割合が多い。しかし、5年生存できれば、その後に亡くなる方は少ない。ただし、肝がんは、5年以降も亡くなる方の割合があまり減少しない。

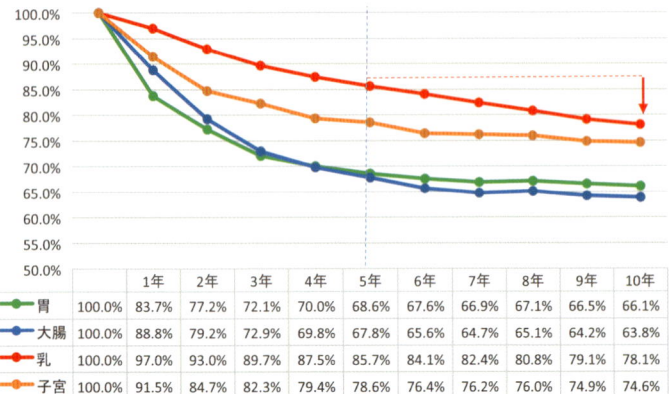

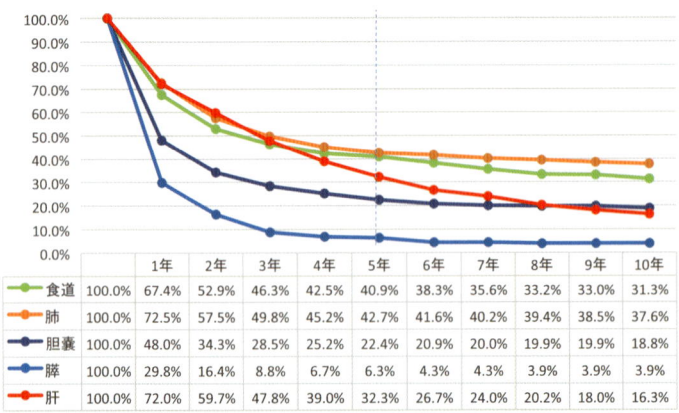

まえがき――あなたの絶望が過去のものに

「末期の肝臓がんで、手の施しようがないといわれました。そんな私でも診ていただけるのでしょうか」

「すい臓がんで手術をしました。抗がん剤治療をしていますが、再発しました。副作用もあって、辛いんです」

「乳がんと診断されました。お医者さんは全摘手術しかないとおっしゃいますが、どうしても嫌なんです」

「母が胃がんの手術をしましたが、再発や転移が怖くて悩んでいます」

一昨年の二〇一四年一二月、私は『遺伝子治療はがんをここまで消してしまった』（ＫＫロングセラーズ刊）という本を書きました。直後、多くの患者さまや、その家族の方々から、こんなお電話を数多く頂戴いたしました。

「本に書いてあることは本当ですか？」

中にはそんな問い合わせもありました。私は医師です。ウソを書くわけがありません。少し驚きましたが、末期がんと診断された患者さまの絶望的な心の声だと思い直し、これまでの経過を詳しく尋ねながら、私の考えを説明しました。

症例は本文に詳しく説明してありますが、『遺伝子治療はがんをここまで消してしまった』を読まれたことをきっかけに、実際に私のクリニックで遺伝子治療を受けられ、症状が飛躍的に改善した患者さまは数多くいらっしゃいます。

私が手術、抗がん剤治療、放射線治療といった標準治療だけでは、治癒が困難な難易性の高いがんに対して、遺伝子治療が、きわめて高い有効性を秘めていると考えたのは二〇一三年のことです。

それまで、私は臨床医として、複数の病院でがんに苦しむ患者さまに、数多く接してきました。

「完全にがんを消せないか」
「再発を完全に防げないか」
「転移のリスクをなくせないか」

私は臨床医として、そう考え続けてきました。

そこで出会ったのが、「遺伝子治療」です。「遺伝子治療がなぜこれほどまでに、がんをやっつけてしまうのか」について、そのメカニズムは、前著にわかりやすく書いてありますし、この本でも改めて説明しますが、遺伝子治療は次のような特筆すべき優位性があります。

- 三大標準治療（手術、抗がん剤治療、放射線治療）との併用が可能
- 三大標準治療との併用で治療効果を大幅に高める
- 三大標準治療が不可能な状態でも治療が可能
- 三大標準治療に比べて患者さまの肉体的負担がきわめて小さい
- 副作用が、まったくといっていいほど認められない

私はこれまで四〇〇例以上の患者さまに、この遺伝子治療を施してきましたが、この五つの優位性については、自信を持って断言できます。

さらに付け加えておかなければならない点があります。

・三大治療の対象外の部位にも有効性を発揮する
・免疫治療との併用で免疫の治療効果も大幅に高める

これはがん治療にとって、きわめて重要なポイントです。

三大治療は、がんが認知・確認された場合にだけに行われます。しかし、がんを手術で完全に取り切れる確率は、残念ながら100％ではありません。手術時に画像で見つからない転移があることも、手術によって、がん細胞が体内に散らばってしまうこともあります。

また、手術後に抗がん剤治療や放射線治療をしたにもかかわらず、腫瘍マーカーをはじめとする検査によって、がんの存在はある程度判断できても、画像ではまだ認知できないがんが存在するかもしれないのです。

その結果、患者さまにとってはもっとも怖れていた最悪の事態が生じます。もう、おわかりでしょう。

死の道に導く局所再発や再発転移です。

この再発と転移のリスクを著しく減らすのが遺伝子治療です。

ひと言でいえば、遺伝子治療は「いまそこにあるがん」はもちろんのこと、抗がん剤や放射線治療に抵抗を示す根強い「見えないがん」や「前がん状態」をも消す力を持っているのです。

本文で詳しくお話ししますが、遺伝子治療は、直接患部に注入する場合もありますが、遺伝子治療タンパクを点滴によって全身に投与もします。

簡単にいえば、体全体に作用するのです。ですから、「見えないがん」や「前がん状態」にも働きかけるのです。この遺伝子治療とともに複合免疫療法を併用することで、治療効果が大幅にアップしたという症例もあります。

遺伝子治療は手術・抗がん剤・放射線治療・各種免疫治療の弱点をすべてフォローし、治療効果をどの段階でも引き上げる力を持っています。

その遺伝子治療タンパクについては、日々、研究が進み、前著を書いた約一年前に比べて、さらに有効性の高いものを、私のクリニックでは使用しています。

これが、今回、新たに本を書いた理由であり、前著では触れなかった免疫治療との併用についても、本書では詳しく説明しています。

本書でご紹介する治療法が、がん患者さまたちの絶望を希望に変え、さらにはその希望が治癒の実現に変わることを願っています。
私とともにがんとの闘いに勝利しましょう。

二〇一六年初春

吉田　治

目次

第一章
誰もが怖れる「再発」！遺伝子治療なら、それを防げる

第二章

あきらめる前に遺伝子治療を！まず、この画期的な症例を知ってください

◎胃がん

◎肺がんほか

第三章
誰でもわかる！ がん遺伝子治療の基礎知識

第四章
遺伝子治療をさらにパワーアップさせる！「免疫療法」とのコラボレーション

第五章 もし、いまのがん治療で悩んでいるなら「遺伝子治療」の具体的プロセス

第一章

誰もが怖れる「再発」！
遺伝子治療なら、それを防げる

再発した乳がんが完全治癒へ

日本では、乳がんの患者さまが非常に増えています。年齢的には四〇代、五〇代が多いのですが、二〇代、三〇代で発症する人も珍しくありません。

四七歳のAさん（前グラビア1頁）は、二〇一二年に左乳房の上方のしこりに気づきました。「もしかして乳がんでは」と不安を覚え、乳がん治療では日本でも有名な総合病院を受診しました。

残念なことに、Aさんの不安は的中してしまいました。担当医の診断によれば、悪性度の高い「トリプルネガティブ」とのことでした。

ちょっと難しい話になりますが、トリプルネガティブ乳がんとは、「エストロゲン」「プロゲステロン」という二種類の女性ホルモンの受容体、そして「HER2」というタンパク質の受容体がなくて、ホルモン剤やハーセプチンという抗がん剤が使えない、治療しにくいタイプの乳がんです。

医者にとっても、かなり厄介な病気です。

特徴としては、手術をしても予後が悪く、転移もしやすいタイプの乳がんです。その病院では、まず腫瘍を小さくすること、転移を防ぐことを念頭に抗がん剤治療を試みました。手術前の半年間に及ぶ抗がん剤治療の効果で、腫瘍は、やや縮小しました。そこで手術ということになりました。

Aさんは主治医と相談し、手術は乳房温存の部分切除を施しました。手術後の病理検査では、リンパ節転移は認められず、切除に問題もなかったため、「T2N0M0　ステージⅡa」と診断されました。これは良好な状態といえます。

とはいえ、Aさんのがんはトリプルネガティブです。念には念の意味で、手術後にも抗がん剤を使用、さらに、術後には放射線治療も併用しました。

しかし、経過良好と思われていたAさんでしたが、手術から二年たったある日、左側の残存乳房に35㎜大の腫瘍が見つかりました。さらには、反対側の肋骨にも転移が認められました。抗がん剤治療も放射線治療も、がんを消しきることができなかったのです。

おまけにステージⅡaからステージⅣになっていました。考えられることは、手術のときにはすでに乳房内転移を起こしていたということです。そのがんが、抗がん剤や放射線に打ち勝って再発してしまったわけです。


標準治療においては、こうした状況になると、抗がん剤治療しか選択肢がありません。

「このままがんにやられてしまうのでは？」

Aさんの不安は深刻でした。がんが乳房内に留まっているなら、切除という方法がありますが、反対側の肋骨に転移しているということは、抗がん剤に勝って生き残ったがん細胞が、全身に散らばっている可能性大です。

「抗がん剤を使っても再発してしまったがんに、再度の抗がん剤治療だけで勝てる見込みがあるのか？」

Aさんは、抗がん剤にも負けない難治性のがんに対しても、有効ながん治療を模索する中、当クリニックを訪れ、遺伝子治療を受けることを決意しました。

遺伝子治療には「多重的」なパワーが装備されている

治療の場には、Ａさんのご主人をはじめ、ご兄弟や身内の方々も足を運ばれました。がんに立ち向かうためには、患者さま自身はもちろんのこと、家族やまわりの人たちの治療に対する理解、ポジティブな姿勢が欠かせません。

もちろん、私は治療方法、治療経過、治療効果をわかりやすく説明しました。**「抗がん剤と違い副作用がほとんどないこと」「点滴だけではなく、遺伝子タンパクを病巣に直接注入することが可能であること」**を伝え、これまで手がけた多くの遺伝子治療の成果もお話ししました。

まず、遺伝子治療タンパクの点滴による全身治療、さらに再発した腫瘍、転移した肋骨の骨髄に直接注入する治療を施しました。

治療を開始してまもなく局部に熱感の症状が現れました。これはがん細胞が消えていく過程で認められる症状です。さらに、患部に「ひきつれ感」も現れました。こちらも改善、縮小の兆候です。

遺伝子治療を開始して五カ月後、PET‐CTで驚くべき事実が認められました。再発した乳がんは35㎜から15㎜と大幅に縮小し、その活動性も大きく減退していました。そして、肋骨の転移箇所も、がんがほぼ消失していたのです。

そこで、私は万全を期す意味で乳房の全摘出手術をすすめました。

そしていざ手術となりました。左乳房全摘出の後、その病理結果はさらに驚くべきものでした。組織学的治療効果の判定はGRADE3でした。

これはがんが消滅していたことを意味します。患部は線維化した状態で瘢痕、周囲も炎症あとの線維化となっていて、周りに浸潤していたがん細胞も壊死していました。

瘢痕とは耳慣れない言葉ですが、潰瘍、腫瘍などによって壊死し欠損した組織が、ほかの組織に置き換わって修復された状態をいいます。平たくいえば、怪我をして、それが治り、落ち着いた状態に変化した傷跡のような状態です。

さらに、病理結果で摘出したリンパ節に、胚中心反応が見られました。これは、がん細胞に免疫応答が起こり反応して、今までがん細胞を自己と判断して反応しなかった免疫が、非自己と判断して反応した結果です。

また胚中心を形成すると、高品質抗体ができ、長期産生細胞ができることにもつながるので、今後がんに反応する免疫ができたともいえます。

つまり、Aさんの体内には、長期にがん細胞を攻撃する免疫が完成した可能性が高いのです。

Aさんの治療中には、新しい発見もありました。局所注入を施しているときに、正常な皮下も反応し、硬化したのです。なぜ乳がん以外が反応したのか？　それまで、多くの患者さまに局所注入していますが、見られなかった皮下の硬結です。

考えた結果、放射線治療が関係している可能性が高まりました。乳がんに局所注入すると、遺伝子治療タンパクが周囲の組織にも浸透して、がんをやっつけます。浸透は皮下にも到達します。皮下の正常細胞は、放射線治療の影響により遺伝子が傷ついている（正常でない）ため、遺伝子治療タンパクに反応したと考えられるのです。

つまり遺伝子治療は、小さな遺伝子損傷も感知して、修復か、自滅かに誘導するのです。その後、放射線治療後に局所注入した、別の患者さまにも同じようなことが起こったので、私の仮説は当たっていたようです。

このようなAさんの目覚ましい遺伝子治療効果について、まとめてみましょう。

●遺伝子治療は、放射線治療に抵抗して生き延びたがん細胞を消失させた。
●遺伝子治療は、抗がん剤に抵抗して生き延びたがん細胞を消失させた。
●遺伝子治療によって、免疫が、がん細胞をきちんと非自己と判断し、攻撃できるようになった。

わかりやすく説明すれば、こういうことになります。

抗がん剤治療、放射線治療の限界や欠点を補いつつ、それらの効果を強力に高める役割を演じながら、遺伝子治療はがん細胞消失の強力な決定打を放ったということなのです。それとともに、長期にわたってがん細胞を攻撃してくれる免疫を完成させた可能性が極めて濃厚だということなのです。

遺伝子治療にはその治療法自体のパワーはもちろんのこと、抗がん剤治療、放射線治療の効果をドラスティックに高めるパワー、減退した免疫を活性化させるパワーも備わっているということなのです。まさに多重的効果のある治療法と断言できます。

難治性の末期すい臓がんが、遺伝子治療で劇的に改善

もう一例紹介しましょう。すい臓がんの患者さま（前グラビア2頁）です。すい臓がんというのは、とても浸潤（周囲の組織を破壊して入り込んでいく）や転移しやすいがんです。増殖も早く、治療にも抵抗性を示す非常に悪性度が高いがんです。ほとんどの人が命を落とす、助かりにくいがんの一番手といってもいいでしょう。

また、すい臓がんは、自覚症状があまりないので、発見されたときには手遅れというこ

とが多いというのも特徴です。

Bさんという五三歳の女性は、すい臓の体部と尾部（すい臓は頭部、体部、尾部の三つに分けられます）に、握りこぶしくらいの大きさのがんがありました。かなり大きいですね。

すい臓がんは、リンパ節や血行から転移しやすく、周辺の臓器を巻き込み浸潤しやすいという特徴があります。Bさんの場合も、すい臓のがんが大きいだけでなく、血行転移として多発肝転移があり、腎臓や腎臓の上にある副腎、腹腔大動脈、腹腔にある神経叢までをも巻き込んで浸潤し、がんは広がっていました。

こうした状態では、いわゆる標準治療ではとても手に負えません。通っている病院では、抗がん剤治療をしていましたが、あまり効果もなく、余命半年と宣告されていました。私のクリニックへお越しになったときは、げっそりとやせていて、本当に気の毒なほどでした。だれかに支えられないと歩けないほど、体力も低下していました。

さてどうすればいいか。

私は治療の方法を模索しました。

遺伝子治療はこれまでの医学常識を超えた効果があります。そのことについては多くの症例から私は確信しています。しかし、ここまで症状が進んだ患者さまだと、遺伝子治療だけでは難しいかもしれないと考えました。

私は、いろいろと考えた末、多発肝転移と周囲浸潤に対しては遺伝子治療と抗がん剤を併用した治療が有効だと結論を出し治療を開始しました。

幸い効果はすぐに現れ、多発肝転移は徐々に消失し、すい臓がんも縮小しました。腫瘍マーカー（CA19－9）も一気に下がり、正常値が三七以下というマーカーで、治療前は二〇八あったのが、六まで下がりました。

その後、残存しているすい臓のがん細胞を抑えるために放射線治療も追加することにしました。肝臓に転移があったので、本来は放射線治療はやりません。しかも、これだけ広がっていますから、特殊な方法でやってもらう必要があります。

幸い、とても腕のいい放射線医師を知っていましたので、その先生に依頼しました。

もちろん遺伝子治療も同時に行いました。

その結果、高い相乗効果により、現在も悪化することなくがんを抑えこめています。もちろん、余命宣告は撤回され、完治の可能性も期待できるまで回復しました。

野球でいうなら、一〇対〇で負けていて、九回に同点に追いつき、延長戦でサヨナラ勝ちのチャンスが巡ってきた、といったところです。

治療前は憔悴しきった表情のBさんでしたが、いまはニコニコしながら通ってきます。家族も明るくなりました。がんという病気は、本人が辛いのはもちろんですが、家族や親せき、知人など、まわりの人にも辛くて悲しい思いをさせます。

何とか、そんな人たちを少しでも少なくしたいと思って始めた遺伝子治療ですが、思っていた以上にすごい効果が出て、私も驚いているところです。

つい先日のことですが、Bさんは画像診断によりCR（完全奏効）と診断されました。CRとは、コンプリートレスポンスの略で、腫瘍が完全に消失した状態が四週間以上持続していることを示します。余命宣告を受け、歩くことさえ不自由なほど体力の衰えていたBさんですが、遺伝子治療と、抗がん剤や放射線治療との高い相乗効果により、完全に回復することができました。再発の可能性がゼロとは言えないため、根治とは言えませんが、これ以上ない結果となったことを、私も大変嬉しく思っています。

Bさんのケースは、非常に治療が難しいすい臓がんと多発肝転移に対し、すい臓がんは遺伝子治療と放射線治療で縮小させ、多発肝転移は遺伝子治療と抗がん剤で消失し、他の転移や浸潤を抑えこむことに成功しました。

遺伝子治療と、抗がん剤や放射線治療との高い相乗効果を示す一例です。

第二章では、たくさんの症例を紹介しています。まるで嘘みたいだと思われるかもしれませんが、間違いなく、私のクリニックで起こっていることです。

ここからは、まずがんという病気について、次に、遺伝子治療とはどういうものなのかということをお話しします。できるだけ簡単に書きますので、まずは、がんとはどんな病気で何が怖いのか、遺伝子治療とはどういうもので、どんな可能性があるのかといったことについて、正しい知識をもっていただければと思います。

50％以上の人が再発で病院に戻ってくる

がんという病気のやっかいなところは、とても再発しやすいということです。一流の腕をもつ外科医が完璧な手術をしても、それで完治したとはいえないのががんです。

一年後、二年後に、再発してしまって病院に戻ってくる患者さまは、決して少なくありません。手術を受け、再発予防のための抗がん剤治療を受けた人の半分以上が、再発してしまうという現実があるのです。一般的には五年以内に再発するといわれていますが、一〇年以上たってから再発することもありますから、油断できないのです。

手術でがんを切除しても再発してしまうのは、全身のどこかに手術のときからがん細胞が残存しているからです。このようにがん細胞が残存してしまい再発する原因としては、次の五つが考えられます。

1　手術の時点ではわからなかったが、実際は周囲への浸潤、または播種があった。
2　手術の時点ですでに、検査では見つけることのできない小さなマイクロ転移があった。
3　広範囲のリンパ節転移があり、手術で切除した領域を超えて転移していた。
4　がんが大きすぎるため、すべてを取り切れないのは承知で、とれる範囲を切除して一部を取り残した。
5　卵巣がんの手術などで見られるケースですが、手術中にがん細胞を散布してしまった。

この中でも、もっとも多い再発理由が2のマイクロ転移です。がん患者の約半分は、がんが発見された時点で、転移が始まっていると考えてもいいでしょう。

しかし、マイクロというくらいですから、転移したがんはとても小さくて手術中はもちろん、術前検査でもほとんど発見できません。そういう小さながんが、術後徐々に大きくなっていって、何かおかしいと思ったときには、「再発」という厳しい状況に追い込まれてしまうわけです。

私は、再発の話を聞くたびに胸が痛くなります。手術も抗がん剤治療も放射線治療も、自分の体を切り裂き、傷つけるもので、治療を受けるときには恐怖や不安があるでしょう。

治療中、治療後にも、痛みや吐き気、下痢、脱毛など、辛い思いが伴うこともあります。そんなきつい思いをして、これで元気になれると思って安心した途端に、目に見えないような小さながんが大きくなって、「再発」という診断が下されます。

こんな理不尽なことはありません。何のためにがんばったのか、目の前が真っ暗になってしまっても仕方ないでしょう。

よく、手術の後、「がんは全部、切り取りました」「手術は無事に終わりました」と、医師は言います。しかし、切り取ったのは目に見える病巣だけで、マイクロ転移についてはまったくわかっていませんし、無事に終わったのは手術であって、すべてのがん細胞がなくなったということではありません。

がんは、つねに再発を頭に入れておかないといけない病気です。退院後も定期的に治療や検査をし、がん細胞をゼロにする以外に再発を防ぐ方法はないのです。

しかし手術後に抗がん剤や放射線治療を行なっても再発してしまう人が大半です。それでは、あまりにも頼りなさすぎます。

これを何とかしなければいけない。私が遺伝子治療を始めたのは、そうした思いがあっ

10万に対する罹患者数と死亡数

罹患数		死亡数			5年生存率（%）	
男	女	男	女		男	女
				全がん	55.4%	62.9%
17.7	6.9	8	3.1	口腔・咽頭	50.1%	60.2%
27.8	5	16.5	2.8	食道	32.3%	41.3%
135.1	59.3	53.3	26.3	胃	64.2%	61.5%
105.5	72	40.5	32.3	大腸（結腸+直腸）	70.3%	67.9%
51.6	25	34.1	16.8	肝臓	28.7%	26.2%
17.6	16.5	14.5	14.4	胆のう・胆管	22.5%	19.9%
25.6	20.9	24.1	21.6	すい臓	7.1%	6.9%
7.9	0.6	1.4	0.1	喉頭	76.0%	74.6%
108.6	45.3	82.6	30.1	肺	25.0%	41.0%
11.4	10.7	1.1	1.2	皮膚	88.0%	93.0%
希少	90.8	希少	19.7	乳房		89.1%
22.4	6.7	7.8	3.4	膀胱	76.5%	64.4%
20.5	9.2	8.2	4.4	腎	66.9%	63.3%
4.5	3.8	2	1.4	脳・中枢神経	32.0%	33.4%
4.9	13.2	0.9	1.7	甲状腺	87.0%	93.7%
20.1	14.6	9.4	7.1	悪性リンパ腫	54.9%	63.1%
5	4.2	3.4	3	多発性骨髄腫	34.0%	31.2%
10.5	7.1	7.8	5.2	白血病	35.4%	39.8%
82.8	なし	17.6	なし	前立腺	93.8%	なし
なし	32.9	なし	9.4	子宮	なし	75.0%
なし	13.8	なし	7.3	卵巣	なし	55.0%

国立がん研究センター　がん対策情報センターより

てのことです。

再発がんの治療が困難な理由

なぜ、再発がんは怖いのでしょうか。

それは再発したがんは、治療がとても難しくなるからです。治療が困難になる理由として、「薬剤耐性」があげられます。

標準的な治療では、手術後に再発を防ぐ目的で抗がん剤を使用するケースが一般的ですが、がん細胞が薬剤耐性をもってしまうと、抗がん剤が効かなくなります。

ここでは、手術時のマイクロ転移がどのようにして再発に向かうのか、根治とはどういうことかを、四つのケースに分けて見ていきます。薬剤耐性がどういうものかということも理解していただけると思います。

がん細胞には、初めから抗がん剤のような薬剤に強いという性質をもったものがありま

す。これを「自然耐性」といいます。マイクロ転移として全身に散らばっている微小ながん細胞には、自然耐性のあるものとないものが混在しているというのがほとんどです。

最初のケースは、手術のあと、抗がん剤治療をすることで、自然耐性のないがんが徐々に消えていくというパターンです。かなりの割合のがん細胞は消えていくわけですが、どうしても自然耐性のある強いがん細胞が残ってしまいます。この残ったがん細胞が、徐々に増えて行きます。

そうなると、体中、薬剤耐性のあるがん細胞ばかりになって再発してしまいます。これは抗がん剤がほとんど効かない難治性の再発で、手がつけられません。

次のケースは、抗がん剤治療をして、薬剤耐性のないがん細胞が、消えずに耐性をもってしまうというパターンです。これを「獲得耐性」と呼んでいますが、自然耐性をもったがん細胞と獲得耐性をもったがん細胞が一緒になると、非常に増殖率が高くなります。

薬剤を変えることで、獲得耐性をもったがん細胞は消すことができる場合もありますが、それでも自然耐性をもったがん細胞は増えていき、早期に再発してしまいます。難治性を示す再発でこれも手がつけられない状況です。

三つ目が、マイクロ転移で残ったがん細胞がすべて自然耐性をもっていなくて、さらに獲得耐性も作らないというケースです。これは、幸運としかいえません。まれなケースで、この条件がそろったときに、がんは完治へと向かいます。

四つ目が、抗がん剤治療をしないというケースです。

抗がん剤の是非がいろいろと議論されていますが、私は使い方次第だと思っています。上手に使えば、すばらしい効果を出すことができます。手術の後、抗がん剤をしないままでいれば、マイクロ転移していたがんはどんどんと大きくなってきて、間違いなく早期に再発してしまいます。

こうして見ると、よほど幸運な人でないと再発は免れないということがわかると思います。つまり、抗がん剤だけで再発を防ぐのは難しいかもしれない、ということです。

再発してしまったら、もうお手上げです。手術後に抗がん剤を使用したにもかかわらず再発した場合は、同様の抗がん剤では再発がんに対して有効ではありません。

がんは「薬剤耐性」を持つと再発する!

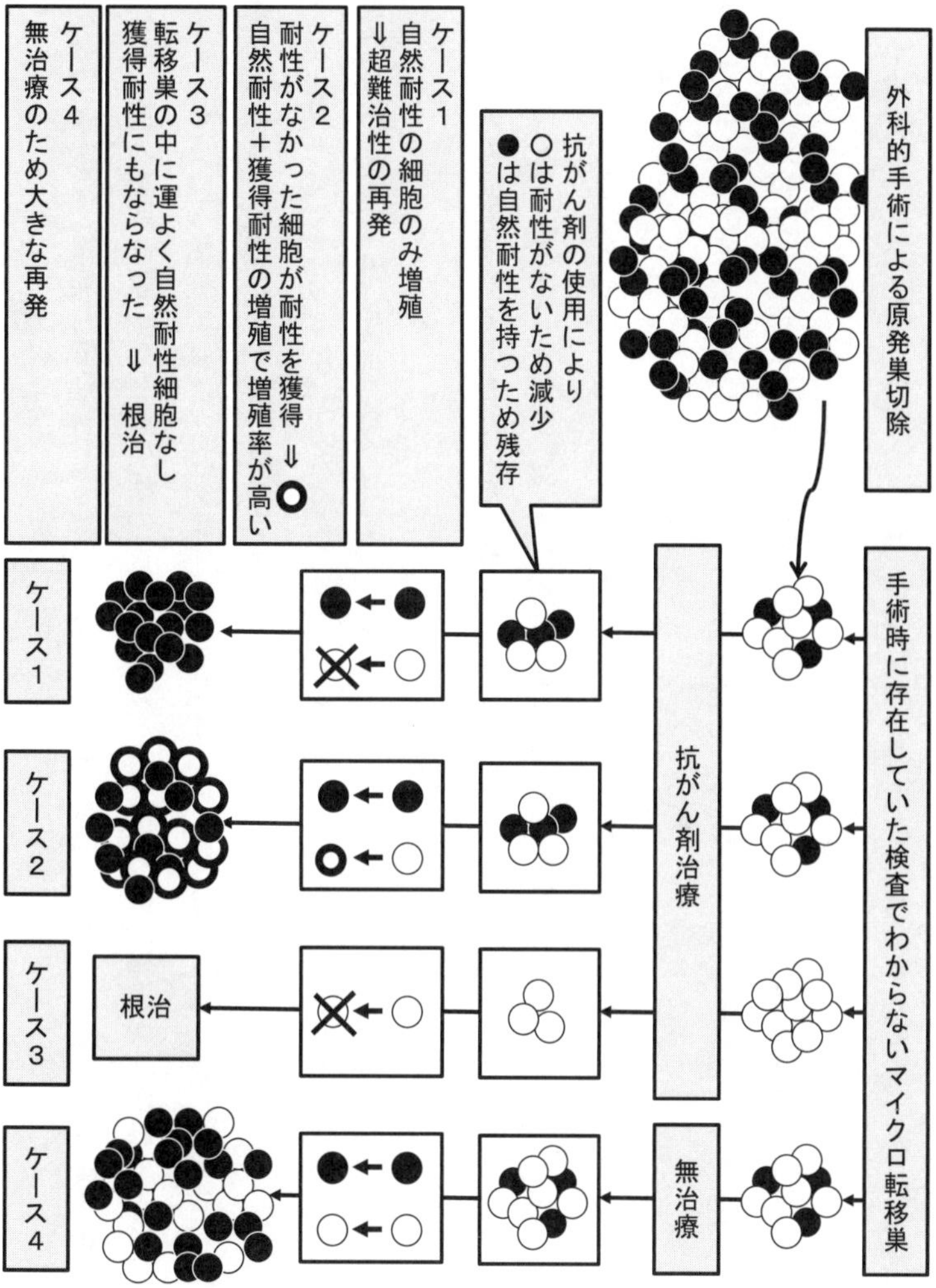

外科的手術による原発巣切除
抗がん剤の使用により
○は耐性がないため減少
●は自然耐性を持つため残存
ケース1
自然耐性の細胞のみ増殖
⇓超難治性の再発
ケース2
耐性がなかった細胞が耐性を獲得⇓○
自然耐性+獲得耐性の増殖で増殖率が高い
ケース3
転移巣の中に運よく自然耐性細胞なし
獲得耐性にもならなかった ⇓ 根治
ケース4
無治療のため大きな再発
手術時に存在していた検査でわからないマイクロ転移巣
抗がん剤治療
無治療
根治
ケース1
ケース2
ケース3
ケース4

そんなことから、再発して進行してしまうと、一般的には、がんそのものに対する治療ではなく、痛みを取り除くなど、生活の質（ＱＯＬ）を上げる治療に力が注がれることになります。そういう治療では、がんがますます成長するのを防げませんので、やがては命にかかわるような状態になってしまいます。

がんが再発してしまうと、ほとんどの場合、治癒は困難。それがいまの標準的がん治療の限界でもあります。


しかし、先の症例で見ていただいたように、遺伝子治療だと、再発がんであろうと、がんの成長をストップさせ、縮小させ、消し去る可能性があります。

どうしてそんなことができるのかは、本書を読み進めていただければ、おわかりになると思います。

がんを発症してしまった場合、命を落とさないためには再発を防ぐことが第一です。しかし多くの方が再発する現状では、再発したがんに対しての有効的な治療法の確立が求められます。

遺伝子治療は、再発させないためにも、再発後の有効的な治療法としても、大きな武器になるだろうと、私は確信しています。

がんとはどういう病気なのか？

どうして、がんなどというやっかいな病気が発生するのでしょうか。

原因を掘り下げていくと、人間もほかの動植物も、細胞が分裂することによって体を作り生体を維持しているということがポイントで、そこから考えれば、私たちは、がんからは逃れられない運命にあるといえるかもしれません。

私たちの命は、精子と卵子が結合してできた受精卵から始まります。一個の受精卵が分裂して体を作っていきますが、ここで不思議に思っていただきたいのは、どうして、一個の受精卵という細胞が分裂して体を作っていくとき、ある細胞は目になり、別の細胞は髪の毛になるのかということです。

分裂して大きくなっていくだけなら、サッカーボールのような塊になってもいいのに、手があって足があって、指も五本に分かれているというような、複雑な形に人間は作られます。

それは、細胞の中の核というところに格納されている遺伝子が、この細胞が何になるかをコントロールしているからです。すべての細胞には、同じ遺伝子が格納されていますが、その遺伝子の、どの部分がONになっているかによって、目を作る細胞になったり、髪の毛を作る細胞になったりするのです。本当に、人間の体というのは神秘的なものです。

人間はこのような分裂を繰り返し、六〇兆個もの細胞から成立するようになります。そして、細胞を作る増殖シグナルと、細胞を減らす細胞死（アポトーシス）シグナルのバランスを保つことにより、安定した個体を維持しているのです。こうした細胞の増減も遺伝子の指示で行われています。

この増減を司る遺伝子に異常があると、がんが発生してしまいます。

代表的ながんの特徴は「無限増殖」と「不死」です。がん細胞は増殖と細胞死を司る遺伝子に異常があるため、増殖が止まることなく、細胞死を迎えることもありません。

驚かれるかもしれませんが、私たちの体の中では、一日に約五〇〇〇個もの異常な細胞

がん細胞はこう分裂して増殖する!

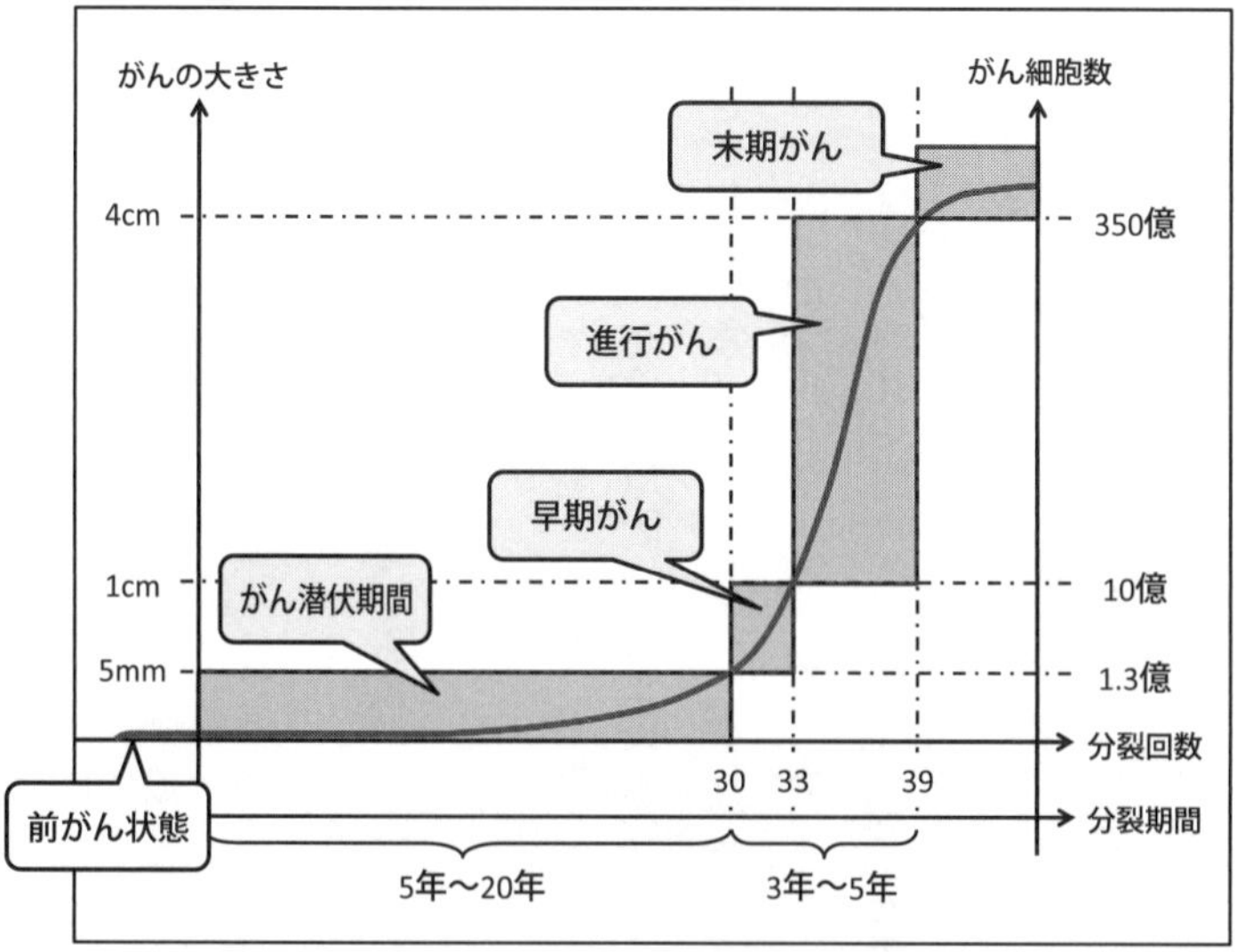

上の図は、がん細胞の分裂回数と、それに応じてがんがどのように大きくなっていくか、がん細胞の数がどのようなスピードで増殖しているかを示しています。

一般的に「前がん状態」を経て「がん細胞の潜伏期間」となり、がん細胞が検診などで発見され3〜5ミリぐらいになるまで、個人差やがんの分裂速度（ダブリングタイム）にもよりますが、約5年〜20年かけて約30回の細胞分裂を繰り返し、この大きさになります。がん細胞数は5ミリで約1.3億個くらいです。

がんが1センチまで大きくなると、がん細胞の増殖スピードは飛躍的に早くなり、潜伏期間とは比較にならない早さ（約3〜5年）で、2センチ、4センチと大きくなり、あっという間に細胞数は350億個以上になってしまいます。この状態までになると全身に多数の転移を起こし、すぐに「末期がん」となります。

がんの治療には、この3〜5年の短い期間で、早期発見することがいかに大事かが、この図からもわかっていただけると思います。

ができています。放っておくとがんになる細胞です。それが、大事に至らないですんでいるのは、遺伝子の中には、異常な細胞ができると、すぐに排除できるような仕組みがあったり、免疫という自己防衛システムがあって、それが働くことで、異常な細胞が広がるのを防いでいるからです。

しかし、その防衛システムでは防ぎきれない場合もあります。そんなときに、がんは発生します。

いずれにせよ、がんの原因は、遺伝子が正常に働かないため異常な状態のまま分裂してしまうことにあります。ですから、遺伝子異常を起こした細胞に正常な遺伝子を与える、遺伝子レベルでの治療を考える必要があります。つまり、遺伝子治療はがんの発生という観点から考えても理にかなった究極の治療法なのです。

遺伝子が傷つく原因とは

遺伝子を傷つける物質を発がん物質といっています。たとえば、現代において、日本中の人が心配している放射線も発がん物質の一つです。大量の被曝をするとがんになるのは、放射線が遺伝子を傷つけ、細胞分裂が制御不能となってしまうからです。ダイオキシンやアスベストにも、同じような性質があります。

食べ物でいえば、農薬や化学添加物を含んだ食品をたくさん取り過ぎるとがんになるリスクは高くなります。たばこやお酒も同様です。あまり吸い過ぎたり飲み過ぎたりすると、危険度は高まります。これらには、遺伝子を傷つけるような物質が含まれているからです。

たばこを吸う人が減っていますが、これはとてもいいことだと思います。ちなみに、たばこに含まれている発がん物質をいくつかあげると、ベンツピレン、ベンゼン、ホルムアルデヒド、ニトロソアミン、ウレタン、クロム、ニッケル、ヒ素……。書いているだけで怖くなってきます。特に、お酒を飲みながらたばこを吸っている人を見ると、この人はがんになりたいと願っているのではないかと思いたくなります。

活性酸素という言葉をお聞きになったことがあるでしょうか。

私たちの体の中ではさまざまな化学反応が起きています。その反応を促進させているのが酸素です。人間が健康に生きるにはなくてはならない物質です。しかし、酸素によって化学反応が進む際に、活性酸素という、まわりと異常反応しやすい物質が発生します。

活性酸素には、強力な酸化作用があります。酸化作用というのは、簡単に言えば錆びさせるということです。釘をずっと外に置いておくと、錆びてぼろぼろになってしまいますが、活性酸素の影響を受けると、細胞も同じようになってしまいます。遺伝子にまで影響が及べば、細胞ががん化してしまうこともあります。

発がん物質というのは、体内に入ると、大量の活性酸素を発生させるもとになるものがほとんどです。紫外線に当たり過ぎると皮膚がんになりやすいといわれていますが、紫外

線も活性酸素のもとになります。

また、ストレスが、がんの原因だというのは、よく知られるようになりました。過剰なストレスを長期にわたって受けると、体内にたくさんの活性酸素が発生することがわかっています。それが、遺伝子を傷つけて、がんの原因となるのです。

こう考えていくと、だれがいつがんになっても不思議ではない環境の中に、私たちは生きているということがおわかりになると思います。がんになりたくなければ、日々の生活に十分に注意することが大切です。

遺伝子は私たちの体の設計図といわれています。それが狂うと、体全体がおかしくなってしまいます。大切な、大切な遺伝子です。食べ物に気をつけ、暴飲暴食をせず、睡眠を十分にとり、過度なストレスをためないなど、生活を見直すことが、遺伝子を守ることにつながります。

そして、それでもがんになってしまったらということも考えておく必要があります。このような身近な恐怖の「がん」に対して本書が、少しでも、そのお役に立てることを、私は願っています。

がんという病気の特徴

怖ろしいことに、がん細胞には、無限に増殖し、なかなか死なないという特徴があります。

ヒーラ細胞という有名ながん細胞があります。これは、一九五一年に子宮がんで亡くなった黒人女性のがん細胞で、いまでも培養され続け、どんどんと増え続けています。宿主が亡くなっているのに、がん細胞だけが生き続けているというのは、何かオカルトチックですが、現実に、そんながん細胞が存在し、さまざまな医学的な実験に使われ、医学の進歩にとても貢献してくれているのです。

人の細胞が無重力空間ではどんな影響を受けるのかという実験で、宇宙ロケットに乗って、宇宙まで行ったこともあります。これまで、このヒーラ細胞が培養された量を重さにすると、何と五〇〇〇万トンを超えるというのですから驚きです。そこまで死なずに増殖していくというのががん細胞なのです。

なぜ、そんなことになってしまうのか。これも、遺伝子で説明ができます。

1 自己増殖シグナル

細胞の増殖を促す「がん遺伝子」の作用で、自己増殖シグナルが活性化して分裂を速め、どんどんと増殖していきます。がん細胞が活発に分裂を繰り返す増殖シグナルがＯＮの状態です。

2 無限増殖

正常細胞は、いくら理想的な環境のもとで培養しても、五〇回〜七〇回で分裂しなくなります。それをコントロールしているのは、遺伝子の一部であるテロメアという部分です。細胞が一回分裂するたびに、テロメアは短くなっていきます。そして、ある長さになったときに、分裂はストップするのです。そんな性質を持っているので、テロメアは「細胞の死の回数券」と呼ばれています。

がん細胞は、テロメラーゼという酵素を持っているため、テロメアを作り続けることが可能です。つまり、分裂しても分裂しても、テロメアは短くなっていきません。ですから、ヒーラ細胞のように、いつまでも分裂をし続けることができるのです。

3　血管新生

細胞の仕事はタンパクを作ることで、がん細胞も多くのタンパクを作り分裂します。これには正常な細胞の五倍という多くの糖が必要で、その多くの栄養補給のために、どんどん血管を新生して、分裂やタンパク合成に十分な栄養を確保します。

4　細胞死回避

正常細胞は寿命を迎えると、細胞自身が自滅するためにがん抑制遺伝子が働き、やがて細胞は死を迎えます。しかし、がん細胞においては、がん抑制遺伝子が機能しない状態になっているので、細胞死を回避して、永遠に不死状態で増殖してしまいます。

5　増殖停止命令回避

正常細胞は、増えすぎると周囲の細胞を圧迫することになるので、バランスを整えるために譲りあい、もうこれ以上の増殖をしないように、細胞増殖の停止命令が出ます。がん細胞は遠慮がないため、その停止命令を回避して、どんどん増殖していき、周囲に浸潤していく能力があります。

6　周囲への進入、他の臓器への転移

がん細胞は多くの栄養が必要なため、周囲の正常細胞を潰しながら広がり、浸潤していきます。また、血管やリンパ管に入り込み、全身のほかの組織に転移します。正常細胞は、転移しても新たな地で増殖はできませんが、がんは全身どこでも生着して広がっていくことができます。

これら以外にがん細胞は普通の細胞に比べ、早い周期で分裂します。

正常細胞は、分裂のときに、遺伝子の転写ミスや遺伝子異常があると、次の世代に転写ミスを引き継がないように分裂を停止する命令が出されます（未分化防止システム）。この命令によって、細胞は分裂できなくなり、異常細胞の増殖はストップします。

しかし、がん細胞は、転写ミスがあっても、遺伝子の異常があっても、分裂停止命令を無視して分裂増殖してしまいます。つまりがん細胞は未分化でも簡単な転写で分裂できるので、非常に増殖しやすいのです。


がんが大きくなっていくと、私たちは命を脅かされることになります。その理由もお話ししておきましょう。

がんは、無限に広がっていきます。その広がり方には、「浸潤」と「転移」があります。

浸潤とはがんが広がるために、周囲の臓器に浸み込み広がっていく状態をいいます。正常な細胞は、他の組織の細胞にぶつかるとそこで増殖をストップさせます。

しかし、がん細胞は、まわりのことなど関係なく、無遠慮に周囲の組織に浸み込んでいきます。粘膜に発生したがんも、進行していくと、その下にある粘膜下層や筋層に浸潤し、やがてリンパの流れや血流に乗って、全身に広がっていきます。

転移というのは、血液やリンパ液の流れに乗って、離れたところまで移動していき、そこで分裂増殖していくことです。血流に乗って全身に広がっていくのが血行性転移で、遠隔転移の大半は、血行性転移だといわれています。リンパ液に混じって、リンパ管を通してリンパ節に飛び火するのがリンパ性転移です。リンパ性転移が起こると、この転移は、すぐに周囲のリンパ節にも広がっていきます。

胃や大腸、子宮、卵巣などでがんの浸潤が進むと、それが腹膜まで広がっていくことがあります。これを腹膜播種（播種性転移）といいます。また、肺がんで、がん細胞が胸腔内に広がると胸膜播種となります。腹腔や胸腔にがん細胞がばら撒かれるような状態になってしまうと、もう標準治療では手に負えなくなってしまいます。

がんは、浸潤と転移を繰り返して、どんどんと広がっていきます。がん細胞が分裂するときには、莫大なエネルギーと栄養を必要とします。

そのため、本来、生体を維持するために摂取しているエネルギーや栄養が、がん細胞に横取りされてしまいます。新生血管という自分のところへ血液を引き込むバイパスを作って、栄養を取り込んだりします。そのために、臓器や組織がエネルギー不足、栄養不足になってしまって、体が衰弱していくのです。

同時に、がん細胞は分裂するときに、まわりの正常細胞を壊してしまうような物質を放出します。そうやって、どんどんと私たちの体を支配していくのです。その結果、さまざまな体の不調が出てきて、最終的には死を迎えることになります。

何というあくどい奴でしょう。

原稿を書いていても腹が立ってきます。

しかし、もとはといえば、がんも自分の細胞です。それが、ちょっとした遺伝子の不具合から、こんな悪党になってしまうのです。非行に走ってしまった息子のようなものです。そんな息子を真面目に生きられるようにしてあげればいいわけです。その鍵になるのが遺伝子治療です。悪さをするプログラムを解いてあげれば、非行少年が孝行息子に変わってしまうのです。

正常細胞とがん細胞の違い

がんと闘うにはがんのことを知らないといけません。正常細胞とがん細胞の違いについて、まとめておきます。

一番大きな違いは、遺伝子に変異があるかどうかです。がん細胞の遺伝子は、分裂をコントロールしたり、異常な細胞を死に誘導するプログラムに問題が起こっています。発がん物質によって遺伝子が傷つけられたり、分裂のときにミスコピーが起こって、異常な遺伝子をもった細胞ができてしまいます。それが、成長するとがんになってしまいます。

 ともに、細胞分裂をして成長していくわけですが、正常細胞は、ある回数分裂すると分裂がストップします。ところが、がん細胞は無限に分裂します。そして、分裂のスピードが速いのが、がん細胞の特徴です。

正常細胞は、決められた行程を守り正確な転写を行わないと分裂できないのに対し、がん細胞は、適当な転写でもどんどん分裂していきます。したがって、正常細胞は分化で分裂も遅く、がん細胞は未分化で分裂が早いのです。

がん細胞ができて、二七回の分裂が起こると、細胞の数が一億三〇〇〇万個になり、大きさにすると5㎜ほどとなります。これは、検査でぎりぎりわかる大きさですから、手術で取り残したり、検査で見逃したりすることもあって不思議ではありません。もし、5㎜のがんを見逃したとしましょう。このがんがあと三回分裂すると1㎝。さらに三回で2㎝となります。がん細胞が発生して1㎝まで成長する一〇分の一の時間で2㎝の大きさになってしまいます。

そして、もう三回の分裂で4㎝となり、この大きさでは手術や抗がん剤、放射線で治癒させるにはかなり厳しい状態となってしまいます。さらに、そこに転移が加わってきます。正常細胞には転移はありませんが、がん細胞は、血流に乗って体中のあちこちに広がっていきます。叩いても、叩いても、もぐら叩きのように次から次へと出てくるのが、がんのやっかいなところでもあります。

転移が可能なのは、がん細胞は単体で生存できるという性質があるからです。正常細胞は単体では生きていけません。がん細胞は一匹オオカミのようなもので、徒党を組まずにあちこちに飛んでいって、そこで勢力を広げていくのです。

しかし、生物には、アポトーシスという生体を健全に保つためのメカニズムがあります。細胞の自然死という言い方をしていますが、正常細胞なら、ある回数分裂したら死んでいきます。それはアポトーシスというメカニズムが働いているからです。オタマジャクシの尻尾が、時期がくると取れてしまいますが、あれも役目を終えた細胞がアポトーシスするひとつです。

また、細胞は遺伝子に異常をきたすと、自ら死を選択するというプログラムが組み込まれています。

ところが、がん細胞にはアポトーシスがありません。全体のために自ら命を絶とうという繊細な神経を、がん細胞は持ち合わせていないのです。ですから、いつまでも増え続けていきます。その結果、宿主が亡くなれば、自分も死んでしまうのですから、哀れな気がしないでもありませんが。

こうしたがん細胞の性質を知った上で、治療に臨んでいく必要があります。

特に、再発がんは、時間的な余裕がありませんから、的確に判断して、いち早く治療法を選択していくことが大切です。

がんと、ほかの病気の違い

病気というのは、糖尿病ならすい臓の機能の問題、心筋梗塞は心臓血管の問題という具合に、特定の臓器や組織にトラブルが生じて起こるか、インフルエンザのようにウイルスや細菌が引き起こすか、という具合に、治療の対象となる原因が明確になっているものが大半です。

しかし、がんは特定の臓器や組織の異常ではなく、感染症でもありません。正常な細胞の遺伝子が変異を起こし、その細胞が無制限に増殖して、ときには離れた臓器に転移して成長し、その過程で、正常な臓器や組織に悪影響を与え、それでもなお成長を続け、ついには宿主を死に追いやり、自分も死んでいくというものです。

がんのことをよく「悪性腫瘍」といいます。それに対して「良性腫瘍」というのもあります。良性腫瘍は、同じ腫瘍であっても、分化細胞のため成長がゆっくりだったり、途中で増殖がストップしたり、ほかに転移をしないので、切除してしまえば、そこで完治となります。

ところが、悪性腫瘍＝がんは、未分化細胞なので分裂は速いし、周囲に浸潤して大きくなったり、遠くの臓器まで転移して広がってしまいますので、病巣を切除しても、違うところで成長して、そこでまた悪さをします。特定の臓器だけを見ていては、対応ができなくなってしまう全身の病気なのです。ですから、従来の病巣やウイルスを叩けば病気は治るという発想では、太刀打ちできません。

いま、免疫療法が新しいがん治療として注目されていますが、ウイルスや細菌なら免疫を高めれば、病気を治癒させることも可能ですが、がんだと簡単にはいきません。なぜなら、がん細胞は、もとをたどれば、自分自身の細胞だからです。

免疫というのは、自分（自己）と自分以外（非自己）を見分けて、自分以外を排除するというメカニズムです。インフルエンザウイルスは、間違いなく外部から体内に侵入した非自己です。ですから、免疫はウイルスを排除するために奮闘します。

しかし、がん細胞は、自己でしょうか、非自己でしょうか。自分の細胞です。これを見分けるのは容易ではありません。免疫が、がんを非自己と判断すれば、がんを攻撃しますが、がんが成長したとすれば、それまでがんを自己と判断し、見逃してきた結果なのです。

そのために、これまでさまざまな免疫療法が登場しましたが、期待外れに終わったものも少なくありません。ただ、免疫療法が無力だということではありません。

第四章で、免疫療法については詳しくお話ししますが、私がやっている遺伝子治療との組み合わせで、大きな効果が出せるものもあります。

いずれにせよ、がんという病気は、ほかの病気とは違う発想でアプローチしないと完治させることはできないのです。

がんの出現と防御

がんというのは、遺伝子の変異によって起こる病気です。

遺伝子は、細胞分裂の指揮官のようなものです。ある細胞には、「キミは目になりなさい」と指令を出し、目になるような細胞分裂を促し、目が完成したら、増殖をストップさせる指令を出します。また、古い細胞には、ある回数だけ分裂をすれば、ご苦労様と引退をさせて、新たな細胞を後釜に据えます。

遺伝子が、細胞増殖シグナル（＋）と細胞死シグナル（－）をバランス良く保っているから、人体は健康でいられます。がん細胞が生まれると、このシグナルのバランスが崩れ、（＋）が増加、（－）が減少となり、それが育っていくと、がんという人の命を奪うような怪物になるのです。

細胞の増殖を促す遺伝子は、「がん遺伝子」といいます。言葉を聞くだけで緊張感が走ってしまいます。がん遺伝子は、正常な遺伝子がその発現、構造、機能に異常をきたすことで生まれます。その結果、正常細胞はがん化してがんが発現するのです。

がん遺伝子には、細胞増殖因子やその受容体であるチロシンキナーゼ、また増殖シグナル伝達因子やその下流で機能する転写因子も含まれます。


正常細胞が、がん化したとき、体の中のミクロの世界ではどんなことが起こっているか見てみましょう。人間の体は、基本的には健康な状態でいようとしますから、がん細胞という異常な細胞が生まれれば、それを排除しようという力が働くのです。

そのひとつが、免疫機能です。キラーT細胞（ＣＴＬ）やナチュラル・キラー細胞（ＮＫ）、ナチュラル・キラーT細胞（ＮＫＴ）が、生まれたばかりのがん細胞に襲いかかり、排除してくれます。

もう一つの、防御システムが「がん抑制遺伝子」です。二〇種類以上のがん抑制遺伝子がありますが、この遺伝子は、変異を起こした細胞に対して、修復が可能なら修復をし、修復が不可能なら細胞死へと向かわせます。

私たちの体の中では、毎日五〇〇〇個のがん細胞が生まれているといいましたが、免疫システムやがん抑制遺伝子が働くことで、異常な細胞が分裂成長するのを抑えてくれているのです。

もう少しわかりやすく説明しましょう。

車でいえば、がん遺伝子はアクセルであり、アクセルを踏み続ければ、車は暴走してしまいます。それが、がん化ということです。これを防ぐには、ブレーキを踏むか、ガソリンを遮断してエンジンを動かなくするか、あるいは車を破壊してしまうかです。それを行っているのが、免疫システムとがん抑制遺伝子だと考えてくだされればいいかと思います。

がんになったときの治療指針

一般的な治療の流れを紹介しておきましょう。

まず、がんが発見されれば、精密検査を受けます。そのときに、手術が可能だと判断されたら、手術を受けることをおすすめします。病変部を切り取ってしまうというのが、もっともがん細胞を減らすことができる確実な治療法だからです。

早期がんなら、手術だけで根治にもっていける場合もあります。しかし、手術を受けた人のうち半分以上が再発して病院に戻ってくるのが現実です。その中には、早期がんで、主治医から手術で取り切れましたといわれて退院した人も相当数含まれています。

先にも述べましたように、目に見えないがんがあちこちに広がるマイクロ転移は、早期がんでも起こっています。それが徐々に大きくなってしまって、再発することは、決して珍しいことではないのです。

転移が疑われたり、再発を予防するためには、抗がん剤が使われます。抗がん剤は、血流に乗って体中を巡りますから、全身に広がったがん細胞に対する効果が期待できます。抗がん剤は副作用のことがクローズアップされていますので、嫌がる人も多いようですが、使い方によっては、とても切れ味のいい治療法です。

また、事前に薬剤の効果を確認できますので、決して、いたずらに苦しむだけの治療法ではありません。イメージだけで拒絶せず、じっくりと専門医の話をお聞きになったほうがいいだろうと思います。

ただし、抗がん剤治療にも限界はあります。体中に散らばったすべてのがんを消し去ることはかなり困難です。なぜなら、薬剤耐性という問題点があって、抗がん剤が効かないがん細胞が存在し、それが増えてきて再発してしまうからです。これは抗がん剤を回避してきたがん細胞の再発なので　ほとんどの例で抗がん剤が効かない難治性の再発です。

手術後の放射線治療は、周囲に転移が疑われる場合に使うことがあります。かつては、同方向からかなり広い範囲に放射線を当てましたので、皮膚などの正常細胞も大きなダメージを受けて、副作用で苦しむ人もたくさんいましたが、今は、放射線治療の技術は驚くほど進歩し、がん治療には欠かせない治療法です。

手術が適応な場合でも、手術を行わず放射線治療だけを行う例も年々増加しています。

手術の前に、抗がん剤や放射線を使うこともあります。がんが大きくて手術で切除するのが難しいときには、抗がん剤や放射線で縮小させてから手術でとるという方法がとられることもあります。たとえば、通常なら乳房切除をしなければならないほどの大きさのがんであっても、抗がん剤で小さくして、乳房を温存する手術をするということもあります。

次に手術できない場合です。

手術をするのが難しいような場所にまで広がっていたり、進行しすぎていたり、多くの転移があると、手術は選択肢に入りません。そうなると、抗がん剤や放射線治療で対処するしかありません。もちろん、それで小さくなることはありますが、消えてしまうというのはかなり難しいでしょう。

現時点では、こうした形でがん治療が行われています。

しかし、これだけでは、再発は防げません。そして、最初に述べたように、いったん再発すると治療は非常に難しくなります。

私は、この治療方針に、遺伝子治療を加えることを提案しています。遺伝子治療は、どの段階でも使うことができます。たとえ、再発がんでも、最初に紹介したように、治癒にまでもっていける可能性があります。そして、副作用はほとんどありませんから、治療が加わっても、患者さまに負担がかかることがありません。さらに、抗がん剤や放射線治療

の効果を増強させることもできます。がん治療に対していいことばかりの遺伝子治療なのです。

再発がんも治癒にもっていける遺伝子治療

なぜ、遺伝子治療が再発がんに効くのかを簡単にお話しして、この章は終わろうと思います。

がんは遺伝子の変異から起こるというお話をしました。細胞分裂を促進するがん遺伝子が活発に働き、それを抑制しなければならないがん抑制遺伝子が働かなくなるのですから、細胞が無制限に増殖していくのは当然のことです。

この遺伝子異常を何とかしようというのが遺伝子治療です。遺伝子治療では、分裂をストップさせたり、異常な細胞をアポトーシス（細胞死）させる多数のがん抑制遺伝子を、患者さまの体内に　局部への注射、あるいは点滴で入れます。

がん抑制遺伝子は、ベクターと呼ばれる運び屋に乗せられています。ベクターは、患者さまのがん細胞へどんどんと入っていきます。ベクターに載せたがん抑制遺伝子は、直接がん細胞に入り込むため、薬剤耐性となって抗がん剤が効かないがん細胞にも効果があります。そして、異常な細胞を正常に働くように促していくのです。

分裂がストップしない細胞には、ストップさせる命令を発するがん抑制遺伝子が効力を発揮し、細胞死を命じることのできない細胞では、それができるがん抑制遺伝子が働くのです。

そうすることで、がん細胞が正常細胞に変わっていったり、アポトーシスして消えていったりして、がんが消えて行くというのが、遺伝子治療の大まかなメカニズムです。

正常ながん抑制遺伝子を乗せたベクターは、がんの塊に集中的に働きかけたり、体中を駆け巡って、全身のがん細胞に入り込んだりします。ですから、浸潤していようが、転移していようが、関係ありません。どこへでも飛んで行って、がん細胞を「もう暴れるのはやめようと」と説得し、おとなしくさせてしまうのです。

何度も言いますが、がんは遺伝子の異常から発する病気です。ですから、遺伝子という

レベルでアプローチしないと治癒にはもっていけません。その方法が確立し、多くの再発したがんや進行したがんの患者さまを治癒へと導いています。

第二章では、私が体験した治療例を紹介したいと思います。信じられないかもしれませんが、本当に起こっていることです。じっくりと読んでいただければと思います。

第二章

あきらめる前に遺伝子治療を！まず、この画期的な症例を知ってください

現在の日本では、がんになる人が二人に一人。

手術ができるなら手術で患部を切除し、抗がん剤や放射線療法を併用しながら完治を目指したり、再発を防ぐというのが、標準の治療です。

しかし、現状を見ると、三人に二人が再発・再燃しています。すでに述べましたが、再発すると、治癒はとても困難です。標準治療以外に、再発を防ぐための方策をとることがとても大切なことです。遺伝子治療は、その有力な方法になると、私は臨床の中で確信しています。

ここでは、さまざまな症例を紹介します。劇的に治ったから遺伝子治療はすごいんだということではなくて、一つの治療の手段として、遺伝子治療をどう使っていけばいいのか、がん治療を模索している方の参考になればと思って、さまざまなパターンの患者さまを紹介しました。

また、部位ごとに特徴がありますので、そこにも触れながらお話を進めていきます。

遺伝子治療の詳しい説明は第三章以降に展開しますが、まずは遺伝子治療の画期的な成果からお話ししていきたいと思います。

◎乳がん

乳がんは四〇歳以上の女性によく見られるがんでした。ところが、最近は、食生活やストレスが原因なのか、発病する年齢が下がっている傾向にあります。体表に近いところにできるがんなので、比較的発見しやすく、早期の治療が可能です。

Ⅰ期で見つかれば、完治までもっていける場合がほとんどです。しかし、そんな乳がんですが、骨や、肝臓、肺、脳に転移することが多いがんでもあります。発見が遅れてⅢ期、Ⅳ期となると、五年生存率は一気に下がってしまいます。

乳がんは、手術でとるという方法が一番確実ですが、女性にとって、乳房は特別な部位ですから、簡単に取ってしまえばいいともいえません。そのために、温存手術や再建術が発展してきました。ただ、乳房へのこだわりのために、命を縮めることもありますので、そのあたりは、主治医と相談しながら、適切に判断していただきたいと思います。

①抗がん剤治療を拒否から遺伝子治療へ

最初の例は、五〇歳のAさん（前グラビア3頁）。どうしても手術が嫌だということで、私のところへ来られた患者さまです。

乳房を切ってしまうことへの抵抗もありましたが、お父さんががんになったときに、抗がん剤の副作用でとても苦しんだようで、それを目の当たりにして、標準治療に対して不信感をもっていました。それで、できるだけソフトな治療法をということで、遺伝子治療にたどりついたのでした。

Aさんは、二〇一三年に乳がんが見つかりました。乳房内転移があり、進行が早い乳がんの中でも悪いタイプのもので、乳房内の四カ所にがんがありました。一番大きいものは30㎜以上でリンパ節にも転移があるため、ステージⅡbと診断されました。通常は全摘となりますが、本人には手術はしないという固い決意がありました。

そこで、遺伝子タンパクを局所に打ち、さらに点滴で全身を巡らせました。

その結果、がんの体積は八分の一の大きさに縮小しました。これだけ小さくなったの

で、そのままでも良いのですが、私は乳がんのさらなる根治を考え、放射線で仕上げをしようということを提案しました。彼女も同意してくれて、サイバーナイフで約一週間の治療を行いました。今では、ＰＥＴでもまったく写りません。完治したといっていいだろうと思います。

②遺伝子治療がリンパ球の活性化を促した

四二歳のＢさん（前グラビア４頁）は、手術前から遺伝子治療にきていた患者さまです。大きさが30㎜以上で、リンパ節にも触れていたので、術前ステージⅡｂと診断されました。

手術は一カ月後と決まっていました。あまり時間がありません。とにかくできるだけのことをやろうと、乳がんとリンパ節に局所注射を三回、全身点滴で三回、遺伝子治療を行いました。その結果、40㎜くらいあった腫瘍が、22㎜になりました。20㎜を切ればステージⅠですから、限りなくステージⅠに近いⅡで、手術に臨むことができたのです。

また、リンパ節の転移は、手術後の検査でなしとわかり、最終ステージⅡａとなりました。

この患者さまは、術前に抗がん剤を使っていないケースです。それにもかかわらず、症状に大きな改善が見られました。遺伝子治療で乳房のがんが縮小し、リンパ節の転移が消えたと考えられます。また、遠隔転移を起こす可能性も少なくなりました。その後、ホルモン療法と放射線治療を行っています。

この症例でぜひお伝えしたいことがあります。手術後にわかったことなのですが、病理の結果、がんのまわりに多くのリンパ球が浸潤していたことです。リンパ球ががんに集まって、攻撃をしてがんをやっつけていたのです。何もしなければ、普通はそういうことはありません。

遺伝子タンパクを打つことで、がん細胞が壊れて抗原を提示し、免疫細胞が、がんを非自己と判断して、攻撃を仕掛けていたのでしょう。

Bさんは、遺伝子治療の局所治療を始めてから、患部にひきつれや熱感があるといっていましたが、免疫が働くことで軽い炎症が起き、そういう自覚症状が出たのでしょう。

遺伝子治療の効果ばかりではなく、免疫も賦活させるというのも、遺伝子治療を局所注入した場合の特徴です。

後述しますが、遺伝子治療は免疫の活性化にもかかわっているのです。がんに対する免疫が高まれば、小さな転移を防ぐため、再発を防ぐことにもつながります。

また、手術前に来院された方には、手術をした病院で組織をもらっておくように話しています。それを、私のクリニックで預かって凍結して保存しておきます。そうすれば、再発したときに、より良い免疫療法で対処できるからです。転ばぬ先の杖があれば、再発の不安も少なくなります。

③「乳房全摘手術＋遺伝子治療」の成果

四四歳のＣさん（前グラビア５頁）も乳がんで手術前に来院されました。

大きさが35㎜で、脇のリンパ節にも転移があると思われ、術前のステージはⅡｂと診断されました。

超音波検査をしたところ、がんの辺縁が不整で、大胸筋にも接近しているので、手術は早めにしたほうがいいとアドバイスしました。

本人は部分切除を考えていたようでしたが、再発を防ぐためにも全摘のほうがいいというお話もしました。

そうしたお話をした上で、遺伝子治療を行いました。すると、遺伝子治療によってがん細胞が壊れて、免疫も働き出したのでしょう、Bさんと同じようにひきつれや熱感がありました。

遺伝子治療は、がんやリンパ節への局所注射を五回、点滴を五回行い、手術前にがんを小さくし、リンパ節転移もなく、ステージⅠに下げることができました。

手術をしてわかったことですが、乳頭直下の乳管内にがんになりかかっている形跡があるとの報告がありました。

本体の縮小から考えると、ひょっとしたら、すでに乳房内転移してがんになっていたものが、遺伝子治療で消えかかっていたのかもしれません。いずれにせよ、もし部分切除を選択していたら、後々ここががんになる可能性があったことは否定できません。遺伝子治療も全摘手術も、彼女にとってはベストな選択だったと私は確信しています。

④抗がん剤治療では改善が見られなかったが……

四三歳女性のDさん（前グラビア6頁）は、乳がん手術前に抗がん剤治療を数回受けましたが、副作用が強く辛い思いをしたにもかかわらず、抗がん剤ではがんがほとんど縮小していません。本人は、辛いし不安でたまらない様子で来院しました。

手術前に遺伝子治療をしました。手術まで二週間しかありませんでした。局所注入を二回行いました。そうしたら、がんが縮小したときに多いひきつれ感が出てきました。Dさんは、抗がん剤が効きにくいがんに対しても、効果が現れる治療があったと、少し安心していました。

最初は、担当医師から部分切除とか内視鏡の手術を行うといわれたようですが、リンパ節にも転移があり、抗がん剤も効きにくいがんなので、私は全摘＋再建手術がいいのではとアドバイスしました。Dさんもそれを受け入れて、全摘手術を受け、元気にしておられます。

彼女にとっては、とても抗がん剤治療がつらかったようです。それで小さくなれば、我慢もできるのでしょうが、彼女の場合は、抗がん剤だけではほとんど小さくなりませんでした。

そんなときには、腫瘍を縮小させ免疫を働かせる遺伝子治療の選択もあるということです。

もう少し、手術までの時間があればとも思いますが、手術前から遺伝子治療をしておけば、がんが小さくなるのと、免疫が働き出すので、安心して手術を受けて、術後の再発の不安や危険性を減らすことができます。

⑤手術直後のリンパ・血行転移にも高い効果

三七歳のEさん（前グラビア6頁）は、左の乳房にがんが見つかり、手術を受けました。手術は無事に成功し、再発防止のために抗がん剤も使用しましたが、わずか半年後には再発してしまいました。手術前には既に転移があったのでしょう。どんなにいい手術をしたとしても、転移があれば再発を免れることはできません。

Ｅさんの再発は、リンパ節転移として、頸部、鎖骨上下、傍胸骨などに十数カ所。血行転移として、反対側の肋骨や同側の腸骨にも飛んでいました。つまり、手術前にはリンパ節転移が大きく広がり、血流に乗ったがん細胞は肋骨や腸骨にまで転移してしまっていたのです。

がんはかなり増殖が速く、進行を止めることを私は第一に考えました。このようながんは、もう抗がん剤だけでは手に負えません。

Ｅさんには、遺伝子治療を局所と全身に行いました。リンパ節転移には五〜六カ所に局所注射をしてこれ以上の転移拡大を抑え、骨転移にも直接骨に局所注射を行いました。新たな転移の発症を抑えるために、点滴による全身治療も行いました。

その結果、転移していたがんが急激に小さくなっていき、数も減っていきました。頸部などの十数個あったリンパ節転移が残り二個になりました。局所注入した肋骨や腸骨への血行転移も消えてしまったのです。増殖が速く悪いタイプの乳がんだったので、この後サイバーナイフでの放射線治療も追加しました。

順調に遺伝子治療の効果が現れていたＥさんでしたが、他の病気で入院することとなり、治療を継続することができなくなってしまいました。すると三カ月後、抑えていたリンパ節が再燃してしまいました。遺伝子治療の中断によって、がんが勢いを取り戻したのでしょうか?

私は、増殖が早いEさんの乳がんのリンパ節転移に対しての有効性を考え、サイバーナイフでの放射線治療を追加しました。遺伝子治療の効果に加え、放射線治療との相乗効果が現れれば、良い結果が得られると考えています。

現在のEさんは根治を目指せる状態まで回復しました。今後は残ったがんに対して、再発させないことを目標に治療を続けていきます。

Eさんは、手術後、抗がん剤を使ったにもかかわらず、すぐにリンパ節転移、血行転移を発症してしまった悪性の再発ですが、遺伝子治療の効果で進行を止め、治癒に向かわせることができました。

抗がん剤で抑えることができない再発にも、遺伝子治療の高い効果が現れた一例です。

⑥肺転移、肝転移がほとんど消えた

六〇歳のFさん(前グラビア7頁)は、二〇〇九年に乳がんが見つかり、地元の病院で手術を受けました。リンパ節にも広がっていました。そこで、術後に抗がん剤と放射線の治療を受けました。

ところが、二〇一四年二月、腫瘍マーカーが上がってきました。検査をしたところ、三個の肝転移と小さいけれども肺転移が見つかりました。

さらには、鎖骨下のリンパ節にも転移がありました。ホルモン剤の治療を受けましたが、肺と肝臓の症状は悪化するばかりでした。そこで、私のクリニックを訪れました。

私はまず、抗がん剤治療に変えることをアドバイスしました。

そのうえで、肝臓に直接遺伝子治療の局所注入を行いました。それに加え、免疫療法として、樹状細胞＋活性リンパ球療法を並行して行うことにしました。

そうした治療の結果、腫瘍マーカーは正常化し、六カ月で肝転移はきれいに消えてしまいました。

しかし、右の鎖骨下の転移は消失しなかったので、そこにも遺伝子治療を局所注入しました。肺転移は小さなまま変わりません。ひょっとしたら、がんではないかもしれないと、私は見ています。

肝転移に遺伝子治療＋免疫治療の局所注入。リンパ節転移にも遺伝子治療の局所注入。

これにより腫瘍マーカーは正常値になり、再発の危険性もかなり抑えることができました。

⑦局所注射と点滴で肝転移が消去

四四歳のGさん（前グラビア8頁）は、二〇一二年に乳がんが見つかり、術前の抗がん剤治療を半年行い、一三年四月に手術を受けました。リンパ管にも血管にも浸潤はありませんでした。

それでも念のために、抗がん剤と分子標的薬のハーセプチンを一八回投与し一時治療を終了しましたが、二年後の二〇一五年三月に、右の脇腹の痛みを感じて検査したところ、肝臓に大きな腫瘍が転移しているのが発見されました。

Gさんはご主人と来院されました。PETで見ると、肝臓全体の半分以上にがんが広がっていました。しかも発見後、抗がん剤を変更して使用しているのに、さらに腫瘍が大きくなってしまっていました。私は、この巨大な腫瘍に対して、遺伝子タンパクを肝臓に直接打ち込み、点滴で全身治療しました。

遺伝子治療の効果は、すぐに現れました。治療開始前には一四・二だった腫瘍マーカーCEAの数値が、二カ月後には基準値の五・〇を下回り、三カ月後には二・〇以下となりました。その後も数値の上昇は見られません。画像検査でも、腫瘍が順調に縮小するのを確認でき、開始前の四分の一以下になりました。その後、Gさんの主治医による抗がん剤治療に疑問をもった私は、抗がん剤の専門医を紹介しました。新しい主治医のもと、治療開始前の画像検査で驚くべきことが起こりました。治療前は肝臓の半分にまで広がっていた腫瘍が、ほぼ消失していたのです。

画像診断では分からない小さながん細胞は残っていると思いますが、ほとんど活動性は抑えられたと考えてもいいかもしれません。

これからは、動脈塞栓治療や、ラジオ波、陽子線治療なども併用して、がんを再燃させない、根治に導く治療も考えています。

◎大腸がん

次は大腸がんです。大腸がんには、「直腸がん」と「結腸がん」があります。ステージⅣになると、五年生存できる人は八人に一人くらいになります。早く見つけられるよう、マメに検診を受けたほうがいいでしょう。進行すると、肝臓や肺に転移することが多く、肝転移したものは、治療がとても難しくなります。

①大腸がんの肝転移が大幅に改善

七七歳男性のHさん（後グラビア1頁）は、二〇一三年一二月に結腸を切除しました。病理検査では、リンパ節への転移が見つかりました。通常は抗がん剤で再発予防をするのですが、高齢だったということもあり、体への負担を考えて使いませんでした。

術後二年たった二〇一五年一二月、肝臓に2㎝の転移が見つかりました。これくらいなら手術で取れるということで、手術が行われました。ところが、お腹を開けてみたところ、あと二つの肝転移が見つかりました。手術のあとも、Hさんは抗がん剤を使いたくないという意向でした。

そこで、遺伝子治療の相談がありました。その時点では、腫瘍マーカーのＣＡ125が六四・五と高かったのですが、遺伝子治療を続けるうちに、数値は大幅に下がっていき、現在は六・一と正常値にあります。

Ｈさんの場合は、転移巣も手術で取り切れました。もし、取れないときには、遺伝子タンパクを肝臓に打ち込むという方法もあります。大腸がんの肝転移であっても、遺伝子治療を治療に加えれば、希望がもてるという症例です。

②遺伝子治療＋混合免疫治療の相乗効果

六九歳男性のＩさん（後グラビア２頁）は、二〇一四年六月に横行結腸がんと多発性肝転移が見つかりました。横行結腸がんについては手術で切除しましたが、多発性肝転移に関しては、手術は不可能です。抗がん剤治療をしましたが、腫瘍マーカーのＣＥＡ

は八〇〇と高水準でした。

抗がん剤治療に免疫治療を併用した結果、二〇一四年一〇月には腫瘍マーカーが下がり、正常値の五以下で安定していました。

しかし、抗がん剤に対する耐性により、抗がん剤の効果が低下。腫瘍マーカーも二〇一五年二月には四〇、八月には八〇へと急上昇しました。

がん細胞が薬剤耐性を獲得して上昇した腫瘍マーカーを、再度下降させるのは非常に困難です。そこで、抗がん剤と免疫療法に加えて、当クリニックで遺伝子治療を開始しました。

ちなみに、遺伝子治療と並行して行う混合免疫治療としては、まず、遺伝子治療を肝臓に局所注入してがん細胞を破壊した後、特別に作らせた、抗原を感作しやすい未熟な樹状細胞を肝臓に直接投与、人工ペプチドを搭載した通常の樹状細胞をリンパ節に投与します。

また、がんに対する抗体をもったリンパ球は体内で作られますが、抗がん剤の副作用であまり作られなくなっているので、がんに反応するリンパ球を培養し増殖、強化して投与します。それ以外にもＮＫ細胞の増殖投与なども行います。

これらの免疫療法（樹状細胞・ＮＫ細胞・活性化リンパ球療法）は、通常は個別にセットで作るため、それぞれが非常に高額となりますが、私のクリニックでは、単体での培養投与が可能なため、費用をかなり抑えることができます。

私は、このように遺伝子治療と免疫療法を組み合わせることで、今までがんを自己として判断していたため反応してくれなかった免疫をよみがえらせ、がんを非自己と判断させて攻撃させせることを行っています。

◎肝臓がん

肝臓がんは、原発だと肝硬変をともなっていることが多いので、手術ができない場合がほとんどです。放射線も当てられません。とても厄介ながんといえるでしょう。

肝動脈塞栓術とかラジオ波しか治療法はありません。五年生存率は、一期でも55%、Ⅱ期で41%、Ⅲ期では16%しかありません。

肝臓がんというのは、すい臓がん、胆管がんと並んで、とても治療が難しいがんです。効果的な治療法が限られる種類のがんですが、遺伝子治療は大きな可能性を秘めているといって間違いありません。

①手のつけられない肝臓がんも大幅な改善の兆し

七〇歳男性のJさん（後グラビア3頁）は、肝硬変からの肝臓がんになった患者さまです。

がんが見つかったのは、二〇一二年末。一三年三月から塞栓療法とラジオ波の治療を行いました。何度も繰り返して、腫瘍マーカーもかなり下がりましたが、それでも正常値には遠い状態でした。

そんなときに、肺に転移が見つかりました。サイバーナイフで治療しましたが、腫瘍マーカーが正常にはなりません。

そこで、遺伝子治療を並行してやることになりました。

その治療によって、一二八という高い数値を示していたαフェトプロテイン（ＡＦＰ）が二・三（正常値一〇以下）に、ＰＩＶＫＡ２は一〇三から一一（正常値は四〇未満）になりました。Ｊさんは、ステージでいえばⅣですから、ほぼ、絶望といってもいい病態でした。さらに肝硬変の症状もあり手がつけにくい難しいがんでしたが、治療法の選択がうまくいけば、このようにマーカーが正常値に下がって、これからの治癒にも期待がもてるようなことも起こってくるのです。

②手術不可能の肝臓がんが13センチから3センチに

Kさんは、肝臓がんが見つかった六四歳の男性（後グラビア3頁）です。がんは13センチ大になっていました。いわゆる原発性肝細胞がんで、手術の適用はむずかしい状況でした。まず、がん細胞に栄養を送る血管を遮断する血管塞栓術を施しました。いわば患部を兵糧攻めにして、がんの拡大を防ぐ治療法です。もちろん手術と違い、メスは使いませんから、体へのダメージや副作用はありません。

血管が多い肝臓がんをはじめ、腎臓がん、子宮ガン、膀胱がんにおいては、血管塞栓術はきわめて有効な治療法ともいえます。その後、鎖骨下動脈から肝固有動脈に直接カテーテルを入れ肝動脈に高濃度の遺伝子タンパクを二四時間持続投与しました。抗がん剤も併用しました。

こうした治療を継続して、がんは三センチ大に縮小しています。抗がん剤治療だけでは、このようなドラスティックな効果はとても望めるものではありません。

◎すい臓がん

次は、すい臓がんです。すい臓がんは、50％くらいがⅣ期で見つかります。すい臓がん全体の中で、手術できるのも三分の一くらいです。Ⅰ期でも、五年生存率は、30％ほどです。すい臓がんで五年生存できるのは、よほどのことといえます。理由は、すい臓が、異常の発見しにくい沈黙の臓器であるということ。それに、すい臓の裏には、門脈（腸から吸収した栄養を肝臓に送る）が通っていて、血流やリンパ流が多いこと。そのため、すぐに転移するという厄介な特徴を持っています。

①驚くべき腫瘍マーカーの低下を実現

六九歳男性のＬさん（後グラビア４頁）は、二〇一四年一一月に以前から糖尿病で通院していた病院での検査ですい臓がんが見つかりました。

同時に、肝臓にたくさんの転移（多発性肝転移）がありました。抗がん剤を使いましたが、あまり腫瘍マーカーも下がりません。肝転移が多いので放射線も使えません。

私のクリニックを訪れたときには、腫瘍マーカーのCA19-9が一万八〇〇〇（正常値三七以下）という驚くべき数値を示していました。

とりあえず、抗がん剤をやりながら遺伝子治療も併用しました。しばらくして、マーカーは二四六六まで下がりました。肝臓の腫瘍の数も三分の一になりました。CTで見ると、がんのまわりがはっきりしてきています。CT画像診断においての特徴なのですが、がんに勢いがあり、周りに浸潤しているときには、がんの周囲はぼんやりとしています。はっきりと見えはじめるということは、引き締まって浸潤が軽減した兆しともいえます。

このような変化が起こるまで、わずか二カ月でした。もっと早期に遺伝子治療を受けて、かつ免疫療法も併用していれば、もっといい結果が出せたかもしれません。

②抗がん剤治療が不可能。でも、腫瘍マーカーに大きな変化が！

六八歳女性のMさん（後グラビア5頁）は、すい臓がんの肺多発転移で入院中でしたが、腎機能が悪くて抗がん剤が使えませんでした。入院中の病院では、三カ月から六カ月しか生きられないと宣告されました。

そんなときに、家族が来院して遺伝子治療を知り、治療が始まりました。元気を取り戻すために幹細胞療法も施行しました。その効果もあって、放射線治療を受けられるまで回復しました。

放射線治療と遺伝子治療を併用すると、予想以上に縮小効果が現れ、握りこぶし大の大きさだったがんもわからないくらいになり、腫瘍マーカーも急激に下がり始めました。一八〇〇以上だったマーカーCA19－9が、四カ月後には四二・六と、ほぼ正常値近くまで下がりました。また、肺転移は遺伝子治療だけでしたが、大きな変化も起こらず、進行している様子も見られませんでした。

このように、遺伝子治療の効果は否定しようがありません。もっと早期に遺伝子治療を施していればと残念でなりません。

◎食道がん

食道がんの治療は、一般的に放射線を使うことが多くなってきています。しかし、食道がんはリンパ節に転移しやすいがんです。また、再発する可能性が高いがんでもあります。そうしたがんに対して、遺伝子治療は大きな効果を発揮します。

食道がんはⅠ期でも四人のうち三人しか生きられません。Ⅱ期ともなると、二人に一人となってしまいます。肝胆膵のがんに次ぐ、厄介ながんだといえるでしょう。

①「見た目は消えたがん」にも有効

五〇歳女性のNさん（後グラビア6頁）は食道にがんが見つかりました。そのときはすでに、がんは11㎝まで長く伸びていました。

食道は、皮膚と同じ扁平上皮細胞であり筋層が縦に走るので、がんが上下に広がりやすく、胃や腸のような漿膜（外側の膜）を持たないので周囲に浸潤しやすいという、治療において厄介な性質があります。

食道がある縦隔という場所は、リンパ流が多く、いったんは放射線でがんを消すことができても、リンパ節転移で再発することが多いというのも、食道がんの治療の難しいところです。

Nさんも、放射線で食道のがんを消すことはできましたが、リンパ節転移の再発が心配です。再発、転移を回避するために、点滴で全身に遺伝子を巡らせると同時に、内視鏡を使って、食道の病巣にも治療タンパクを打ち込みました。病巣に打ち込めば、そこから治療タンパクがリンパ流に吸収されます。リンパ節転移があったとしても、それを消し去ってしまうことが期待できるからです。

食道がんは、見た目は消えても、安心はできません。標準治療においては、見た目においてがんが消えたと判断されれば、積極的な治療はストップします。静かに進行するがんの再発や転移には対応できません。

遺伝子治療は潜在的ながんの進行にも対応します。そのために、遺伝子治療で再発予防をするというのは、とても大切なことなのです。

◎胃がん

胃がんは、一番かかりやすいがんです。早期に症状が出やすいので、発見されるのはⅠ期かⅡ期が多く、その時点で治療をすれば、ほとんどの場合は、完治が期待できます。

しかし、胃がんのなかには、胃の外に顔を出したり、リンパに広がる種類のものもあります。そうしたケースでは治療はかなり難しくなります。

また比較的完治が可能な胃がんであっても、Ⅲ期の五年生存率は半分以下となり、Ⅳ期においては10％以下となるように、治療もむずかしくなります。それはどのがんでも同じことです。見つかったら、早めに措置することが大切です。

①手術不能のスキルスがんにも効果を発揮

三七歳男性のOさん（後グラビア7頁）は、スキルスがんという、とても進行が速く治療の難しいがんでした。胃の上半分が、がんに侵され、硬くなった胃は広がらず、食事も食べにくい状態でした。スキルスがんといえば、以前、有名アナウンサーが命を落としたことで話題になりました。その進行の速さと治療のむずかしさについてはご存知の方も多いでしょう。

胃の外側は、とても薄い膜で覆われているだけなので、比較的早い時期からそこを破って、がん細胞がお腹に広がることがあります。そうなると腹膜播種となり、やがてがん性腹膜炎となり手術はできません。Oさんも同じ状態でした。

標準治療では点滴による抗がん剤で抑えるしかなく、なかなかコントロールをするのは難しいため、苦戦してしまうのです。

私はOさんに対して遺伝子治療を行いました。まず、胃に治療タンパクを打ち込みました。治療後、硬い胃壁は大きく改善して伸びるようになり、すぐに食事ができるようになりました。

また、がん性腹膜炎に対しても、腹腔内に治療タンパクと抗がん剤を注入しました。厳しい病状ではありますが、食事ができるようになったことは、Oさんにとっては、とてもうれしかったようです。元気になったOさんの胃に対して放射線治療も並行して行い、胃に存在しているがんは消失しました。

こういう難しいがんも、遺伝子治療を併用することで、光が見えてくるものです。

②遺伝子治療の最大メリットが功を奏して、手術が可能に

Pさんは、いわゆるスキルス胃がんの七二歳の女性（後グラビア8頁）です。進行胃がんは四つのタイプに分類されます。ドイツの病理学者ボールマンが提唱したもので、この患者さまの場合、硬がんとも呼ばれる、最も悪性で進行が速いボールマンⅣ型でした。

胃は四層構造になっているのですが、このタイプの胃がんは、胃の粘膜の下で板状にどんどん広がり、漿膜という胃のもっとも外側の膜も超えて、お腹の中全体にがん細胞をばら撒き、広げることがよくあります。腹膜播腫と呼ばれますが、この患者さまはそうした症状でした。

当然、手術は不可能です。さらに胃が拡張できないために、食事も、とりづらくなっていました。

内視鏡を使って遺伝子治療タンパクを局所注入しました。抗がん剤も併用しました。

これにより、がんによって乱れた胃壁が治り、拡張するようになりました。

さらに遺伝子治療タンパクの点滴投与と、腹腔内投与することで、腹膜播腫の症状が大幅に改善され、手術が可能になりました。

③手術拒否！　遺伝子治療だけで完治へ！

Qさんは五二歳の男性（後グラビア8頁）です。良性の胃潰瘍を伴った胃がんの患者さまです。胃の幽門部に近い部位で、胃の湾曲にゆがんだ胃角という部位にがんが見つかりました。手術可能な症例ですが、ご本人は手術を拒否しています。

半年間遺伝子治療を施し、大幅な改善が認められなかった場合は、手術を受けるとのことでした。

遺伝子治療タンパクを内視鏡での局所注入、点滴投与を試みました。幸い、確かな効果が現れて、がんはどんどん縮小していきました。五カ月後、がんは消失しました。当然のことながら、手術の必要はありません。

すべての患者さまが、ここまで上手くいく訳ではありませんが、遺伝子治療の可能性を強く感じさせる一例です。

④抗がん剤では効果なし！　遺伝子治療＋放射線治療でがん縮小

六一歳男性のRさん（後グラビア9頁）は、胃がんが再発した症例です。二〇〇九年胃がんの診断を受け、胃の亜全摘出術を受けました。手術後の二年間、抗がん剤を服用していました。

しかし、手術から五年たった二〇一四年に異変が起きました。食事をとりにくい症状です。検査したところ、吻合部に再発が認められました。

手術で再発部の切除を試みましたが、がんは胃の外側で大きな腫瘍となり、横行結腸まで巻き込んでいる状態でした。胃の外に大きな腫瘍となって再発したのです。応急避難的にバイパス手術を行い、抗がん剤治療に望みを託しましたが、効果はまったく見られませんでした。

そこで当クリニックを訪れました。

すぐに遺伝子治療を施しました。さらに放射線治療も併用しました。放射線治療と遺

伝子治療の効果で、腫瘍は驚くほど縮小しました。

手術後、すぐに遺伝子治療を併用していれば、何も起こらなかったかもしれない症例です。

◎肺がんほか

近年、がんのなかでも死因としてもっとも多いのが肺がんです。発見の段階で手術できないケースがとても多いのが特徴です。手術できるのは半分以下ほどです。ステージⅡになると五人に二人しか生きられません。Ⅲ期の五年生存率はわずかに20％です。肺は、血流もリンパ流も多いので、きわめて転移しやすく、治療がたいへん難しいがんなのです。

①遺伝子治療が抗がん剤治療の効果を増進

四九歳女性のSさん（後グラビア９頁）は、二〇〇七年四月に胸腺と左の肺に腫瘍が見つかりました。胸腺は、がんではなく、胸腺腫という腫瘍でしたが、Sさんの場合は、どんどんと増えていく悪性胸腺腫というものでした。実際に再発に次ぐ再発の繰り返しで、二年間で左胸・右胸を二回手術、一カ月以上の放射線治療を四回、半年以上の抗がん剤を二回と、ずっと治療の連続で休む暇すらありませんでした。

半年の抗がん剤治療を終えた後、一カ月後にまた三カ所にできたので、また入院して抗がん剤といわれました。こんな治療が嫌になり、二〇一四年二月に私のクリニックを訪れました。

抗がん剤の直後で体力が落ちていたので、まずは幹細胞療法を併用しながら、遺伝子治療を行いました。すると、再発した三カ所のうち二カ所が消失しました。

悪性胸腺腫というのは、一般的に抗がん剤がなかなか効きにくいのですが、遺伝子治療は、抗がん剤が効きにくい細胞もやっつけてくれるので、想像以上の効果を得ることができました。

Sさんの場合、それまで七年間、つらい治療を続けてきました。その効果で腫瘍細胞のDNAが傷ついていたところに、遺伝子治療が上手く反応したのかもしれません。そうだとすれば、つらい治療も無駄だったわけではありません。

現在Sさんは、胸腺にも肺にも再発はなくなりました。一年半経ったつい先日、今までの再発に比べるとかなり小さい1㎝のしこりが見つかりましたが、サイバーナイフを四回ほど照射し、簡単に消滅しました。すぐに再発してはつらい治療の連続だったSさ

んでしたが、いまは再発の恐怖から逃れ希望でいっぱいです。

②緩和ケアしかないといわれたが……

七二歳男性のTさん（後グラビア10頁）は、大きな肺がんで、強い抗がん剤治療を三回やりましたが、がんの勢いは増大するばかりでした。また、抗がん剤を変えても大きくなるのを止められませんでした。もう、これ以上は方法がないというので、治療をしていた病院では緩和ケアをすすめられていました。Tさんのがんは、肺の中心から外まで、つらなった大きなものでした。

家族は諦めきれず、そんな状態の中で遺伝子治療を行いました。

効果は驚くほどでした。しこりがどんどんと小さくなって半分くらいになりました。抗がん剤が効かなかったがんなのに、なぜ小さくなったのか？

たぶん、抗がん剤でがん細胞がダメージを受けたが、死滅するまでには至らなかったのだと考えます。つまり、ダメージを受けながらも生きようとしたがん細胞に、遺伝子治療がとどめを刺したのです。このように、抗がん剤と遺伝子治療が力を合わせて、強

力な相乗効果を発揮することは少なくありません。

せっかく、つらい抗がん剤治療を受けるなら、より効果を増す治療を併用したほうが良いと、私は思います。

手術後に抗がん剤で再発を防ぐのは、がん治療の常套手段ですが、残念なことに一度は叩けても、しばらくするとよみがえってくる、がん細胞がいっぱいあります。これをどうするかが再発するかしないかの分かれ道です。

遺伝子治療は、よみがえってきたがん細胞を叩くという働きがあります。抗がん剤と遺伝子治療の併用は再発予防にもとても効果的です。

③遺伝子治療で全摘出を回避できた

六六歳男性のUさん（後グラビア10頁）は、大学病院の検査で、右肺にがんが見つかりました。右肺を全摘するようにいわれ、ショックを受けました。ほかの治療法はないものかと懸命になって調べ、私のクリニックへやって来られました。Uさんは珍しく喉頭がんを併発した重複がんでした。

肺のCTでは、がんはかなり広範囲に見受けられ、私の所見では、全摘しても、すぐに再発して、逆に命を縮めてしまうと思われました。

私は手術しないで抗がん剤治療をすすめました。また、がんセンターなどでのセカンドオピニオンもすすめました。

するど、がんセンターでも、私と同様の治療法をすすめられたということでした。放射線と抗がん剤を同時に併用すると治療効果を上げることができるので、そこに遺伝子治療を加えた治療をすることになりました。

この治療によって、肺がんは半分くらいに縮小し、喉頭がんは消失しました。腫瘍マーカー（シラフ）も一二・八から正常値の二・三にまで低下しました。この症例も、従来の治療法に遺伝子治療を加えることで、効果が大きくアップすることを示しています。

④「放射線＋抗がん剤＋遺伝子」のトリプル治療

五二歳男性のVさん（後グラビア11頁）は、二〇一二年一一月に良性の耳下腺腫瘍といわれて手術したところ、悪性だったとわかり、翌月、リンパ節廓清の追加手術を受け、さらに患部に放射線を照射しました。ところが、二〇一四年五月に耳下腺腫瘍が肺に転移しているのが見つかりました。

肺転移として抗がん剤治療を受けました。しかし、抗がん剤を使用しても、次から次へと腫瘍ができ、ほとんど効果が得られないため、トモセラピーという放射線も併用しました。トモセラピーを照射すると、そこは治るがまた別の場所にできてしまうということで、私のクリニックに来られました。

写真で見ると、肺の転移形式が変わっていて、肺実質の転移ではなく、胸膜播腫の形態でした。これでは、なかなか抗がん剤が到達しないのも当然です。なぜこのような形態になったのかは不明ですが、腫瘍は肺の葉間や胸膜にあり、縦隔リンパ節にも転移していました。

私は直接の放射線治療を勧め、遺伝子治療と免疫複合療法を、直接腫瘍に施行した結果、再発に次ぐ再発は軽減しはじめました。

このように遺伝子治療は、抗がん剤が到達しにくい部位にも、直接注入して治療することができます。

⑤上を向いて寝ることもできなかったのに……

六八歳男性のWさん（後グラビア12頁）は、舌根部から下部咽頭まで大きく中咽頭がんが広がっていました。ステージⅣa、しかも放射線や抗がん剤がたいへん効きにくい、腺様のう胞腫というタイプのがんと診断されました。治療としては、重粒子線か手術しかないと、病院ではいわれました。しかし、その治療をすると、発声を失ってしまいます。飲み食いもほとんどできなくなります。そんなことになるなら、手術をしないで死を待つほうがいいと、Wさんは覚悟を決めていました。

私のクリニックへ来られたときも、何度か手術を勧めましたが、断じて手術はしないと、決意は固いものでした。

がんは大きく、気道が閉塞する手前というきわめて重い症状で、上を向くと呼吸ができなくなります。ですから、横に向いて寝ているような状態だったのです。

私は、放射線治療が効かないと、多くの医師に言われたタイプのがんに対して、遺伝子治療との相乗効果を期待して、放射線治療との併用治療をしました。

すると、私の期待したとおりに、がんは50％くらい縮小しました。こうなると治療の選択肢は広がります。がんが小さくなったので、気道に余裕ができ、直接遺伝子治療を注入することができるようになりました。また、縮小したことで、抗がん剤治療もやってもらえるようになりました。

Wさんの現在の状況は声も出せるし、飲み食いもできるし、上を向いて寝ることもできます。来院時に比べれば、雲泥の差といってもいいでしょう。

まだがんはありますが、QOL（生活の質）は、すこぶる上昇しました。本人はとても喜んでいます。

⑥部位を特定できなかったがんが小さくなった可能性

五八歳女性のXさん（後グラビア13頁）は、二〇一四年一一月に右の頸部に腫瘍が見つかりました。生検をしたところ、がんだとわかりましたが、そこが原発ではありませんでした。原発巣はどこなのか、多くの検査をしましたがわかりません。原発巣がわからないと病名が特定できませんから、抗がん剤が使えません。

Xさんはがんの進行が気がかりで、二〇一五年二月から遺伝子治療を始めました。

そのときに、腫瘍マーカーのCA125が、四〇〇くらいありました（正常値二五以下）。このマーカーが高いのは、卵巣がんか胸膜、腹膜に腫瘍があると考えられます。しかし、特定ができない状態でした。

遺伝子治療を始めてから、CA125が七・四まで下がり、正常値となりました。また、同時に見つかっていた縦隔への二つの転移も縮小・消失しました。

Xさんは、結局、原発巣がわからないために、標準治療を受けられないまま九カ月が過ぎました。主治医はいよいよ卵巣が怪しいということで、試験開腹を行いました。

すると、卵管に1㎜のしこりが見つかり、そこが原発のがんでした。しかし、わずか1㎜のがんが転移して、頚部に大きなしこりを作るはずがありません。もしかすると、もともとはもっと大きながんがあったのですが、遺伝子治療によって小さくなったのではとも考えられます。

少なくとも、遺伝子治療だけでマーカーが下がり、他の転移した部位が、縮小・消失したのは間違いのないことです。遺伝子治療の可能性を改めて感じさせてもらいました。

標準治療では、このような原発不明のがんに対して、部位が確定しないと抗がん剤が

選べません。しかし、がんの根本的な原因は遺伝子の異常です。遺伝子治療は、どこの、どんながんに対しても使用できるので、がんとわかったら、遺伝子治療を受けることが先手必勝となります。

⑦肉腫の進行が止まった

五三歳女性のYさん（後グラビア14頁）は二〇一〇年一〇月に右の大腿にしこりが見つかりました。一一月に手術でしこりをとったところ、平滑筋肉腫だと診断されました。平滑筋肉腫は、お腹の中にもお尻の横にもありました。

まずは、抗がん剤治療で対応しました。しかし腫瘍はどんどん大きくなって広がっていきます。それでは、ちょっと不安があるというので、私のクリニックにお越しになりました。

最初は、効果をチェックする意味も込めて、お尻の横の腫瘍に遺伝子を打ち込みました。その甲斐あってか、肉腫は少し縮小し、ＰＥＴ－ＣＴでも色が変わり、活動性が下がっていることがわかりました。そこで、お腹の腫瘍にも打ち込みを開始しました。

いまのところは、一進一退を繰り返しています。しかし、本来なら、どんどんと広がっていくものなのに、増大しないで、現状を維持しています。

増殖を抑えることができるというのも、遺伝子治療の効果といえるでしょう。一進一退を繰り返しながらも、あるとき、免疫なども参戦して、急に小さくなるということもあります。現在はその可能性に期待しているところです。

⑧手強い悪性リンパ腫が消えた！

Zさんは、悪性リンパ腫と診断された六〇歳の男性（後グラビア14頁）です。通常は全身のリンパ節に広がるのが悪性リンパ腫の特徴ですが、この患者さまの場合、範囲が狭くかぎられていました。リンパ腫は肝臓の下にありました。しかも13㎝と腫瘍は巨大なものでした。

悪性リンパ腫の治療は、数回に及ぶ抗がん剤治療を覚悟しなければなりません。しかし、わずか一回の抗がん剤治療と遺伝子治療を施したところ、腫瘍は２㎝に縮小して消失してしまいました。

経過も観察しましたが、活動性がまったく認められなかったため、治療は終了となりました。その後も要治療の症状は見られず、治療終了から二年を経過した現在でも再発の兆候さえありません。

⑨症例からわかる遺伝子治療の特徴

ここまで紹介した症例から、遺伝子治療が優れた治療であることは、ご理解いただけたと思いますが、改めて、その優れた特徴をまとめたいと思います。

＊手術前でも直接注入して腫瘍を縮小したり、全身転移を縮小・消失させたりします。

＊手術直後の抗がん剤や放射線とも高い相乗効果を示し、標準治療の欠点をカバーすることで再発率を下げることができます。

＊再発したとしても、抗がん剤や放射線治療と併用して治療効果を高めます。

＊腫瘍に対して直接局所注入が可能で、より縮小させ活動性を抑えることができます。

＊抗がん剤の効果が得られにくいがんに対しても、効果を示します。

＊放射線治療と併用すると、治療効果が増加します。

＊直接治療により、がんの抗原性を提示し、免疫を活性化します。

＊がん細胞を自己から非自己化することで、免疫療法の効果を高めることができます。

＊末期がんに対しても一定の効果が認められ、延命治療にも有効です。

＊苦痛を伴わず副作用がほとんどないため、体力の衰えた方でも治療が可能で、生活の質を下げることがありません。

第三章

誰でもわかる！
がん遺伝子治療の基礎知識

「遺伝子」とはいったい何だろう？

遺伝子治療のことを知るには、遺伝子とは何かということから話をしていかないといけないでしょう。詳しく話すとキリがなくなりますので、読者の方がイメージできるように簡単にお話ししておきます。

人は、およそ六〇兆個の細胞でできているといわれています。もちろん、体格が違えば細胞の数も違います。体重一キロにつき一兆個と計算上は考えられています。一個の受精卵が分裂して、赤ちゃんとしてオギャーと生まれたときには三～四キロくらいの体重ですから、細胞の数にすれば三～四兆個ということになります。

その細胞の中には、核という小器官があります。その中に格納されているのが染色体です。染色体をよく見ると、タンパク質に細い糸が巻き付いたような形になっています。この細い糸がＤＮＡ（デオキシリボ核酸）です。細胞一個の核の中にあるＤＮＡですが、伸ばすとどれくらいの長さになると思われますか？

初めて聞く方は、ほとんどが驚かれます。何と、約2mにもなるのです。顕微鏡で見ないと見えない細胞に2mものDNA。ちょっと想像ができないのではないでしょうか。この数字だけでも、人間の体の神秘を感じていただけるかと思います。

このDNAには、さまざまな情報が書き込まれています。そのうちの、人の体を作るための設計図となっている部分が遺伝子ということになります。

遺伝子には、「こういう目の色にしよう」とか「手足は長くしよう」といった情報が組み込まれています。その情報に従って、細胞はその人の体を作っていくのです。

遺伝子というのは、DNAの一部で、DNA全体の5％程度にしか過ぎません。残りの約95％がどういう役割をもっているのか、まだわかっていませんが、DNAの一部である遺伝子によって体が作られていることがわかり、一つひとつの遺伝子の働きが解明されたことで、本書でお話ししている遺伝子治療が可能になってきました。

遺伝子は、体の設計図だといいました。体というのはタンパク質でできています。どんなタンパク質を作ればいいか、指令を出すのが遺伝子の働きだと考えていただければいいかと思います。

タンパク質には、さまざまな働きをもったものがあります。たとえば、人がものを見る場合、簡単にいえば、光が入ってきて、それが網膜で像を作ります。ピントを合わせるためにレンズである水晶体の厚さが変わります。網膜にできた像を電気信号に変えて、それを視神経を通して脳に送ります。

光をキャッチするタンパク質、像を結ぶタンパク質、レンズを作るタンパク質、レンズを調整する筋肉を作るタンパク質、電気信号に変えるタンパク質、視神経を作るタンパク質といった数々のタンパク質が必要になってきます。それを、遺伝子が指示して作り出し、目という組織が出来上がり、見るという機能が作動するのです。

体のすべての臓器、器官、組織は、遺伝子がこんなタンパク質を作りなさいと指示することで出来上がるのです。

遺伝子は「ON」と「OFF」で細胞をコントロール

遺伝子の面白さは、人体を構成する六〇兆個の細胞のすべてが同じ遺伝情報をもっているにもかかわらず、実際には、ある細胞は目のレンズになり、ある細胞は爪になるという具合に、役割が分かれていくという点です。どうしてそんなことができるのでしょうか。

すべての細胞は同じ遺伝情報をもっているのですが、すべての遺伝情報が働くわけではなく、その細胞が果たすべき役割を担当する遺伝子だけがＯＮになり、ほかの遺伝子はＯＦＦになるという形のコントロールが働いているからです。目のレンズを作るためのタンパク質を作るという役割が与えられた細胞は、そのタンパク質を作るための遺伝子だけがＯＮになり、そのほかの遺伝子はＯＦＦとなっています。

そして、どこをＯＮにしてどこをＯＦＦにするかも、遺伝子によってコントロールされています。

何という緻密なシステムなのでしょう。感心してしまいます。

本書でテーマにしているがんは、こうした規律が狂うことで発症する病気です。第一章でもお話ししましたが、細胞が自然に死んでいくというアポトーシスという現象があります。

おたまじゃくしの尻尾を例にお話ししました。おたまじゃくしがある程度成長すると、尻尾が切れてしまいます。これも、遺伝子がコントロールして起こっていることです。尻尾の根元のところの細胞の中で、細胞が死ぬという遺伝子がＯＮになります。そうすると、そこでアポトーシスが起こって、尻尾がポロリと落ちてしまいます。

もし、この遺伝子が故障していて、ＯＮにならなかったとしたら、尻尾のあるカエルになってしまいます。

細胞に異常事態が起こったとき、まずは修復しようとする遺伝子が働きます。そして、何とか元に戻そうとします。ところが、どうしても修復できないとなると、そこでアポトーシスの遺伝子がＯＮになり、細胞を自滅させてしまいます。

正常細胞からがん発生までの遺伝子などの変異!

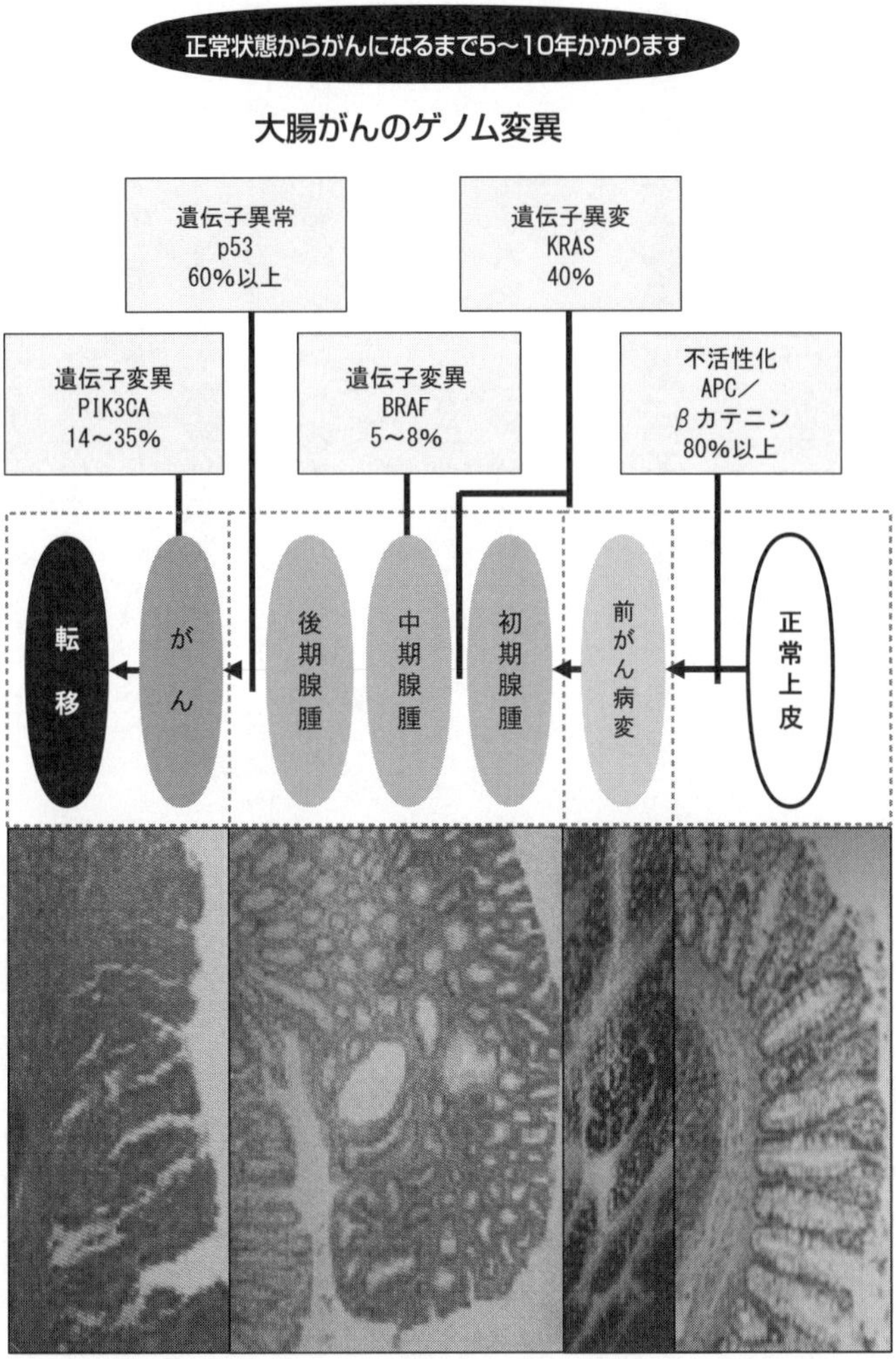

そうやって、異常な細胞をなくそうと、いつも遺伝子は、緻密なコントロールを行っています。ところが、そこに狂いが生じて、異常な細胞が異常なままでいると、老化が起こったり、病気が発生したりします。そして、アポトーシスさせる遺伝子まで壊れてしまうと、不死の増殖、つまり無限不死増殖が始まってしまって、これががん細胞になるのです。遺伝子治療というのは、外から正常な遺伝子を細胞内に送り込み、核に作用させ、狂った遺伝子行動を正常にしようというものです。

さて、遺伝子とはどういうものかイメージができたでしょうか。

ここから、遺伝子治療とはどういうものか、じっくりとお話ししていきたいと思います。

「がんを発生させる遺伝子」と「がんを抑える遺伝子」

人体の細胞分裂は、とても精妙にできています。たとえば、ケガをしたとします。そのときは、傷口をふさぐために、新しい細胞を急いで補わないといけません。そのために、細胞分裂を促進させる遺伝子がＯＮになります。どんどんと細胞が分裂して、新しい細胞が作られます。

しかし、ケガが良くなったら、そこで、細胞分裂を促進させる遺伝子はＯＦＦになり、細胞分裂をストップさせる遺伝子がＯＮになり、細胞分裂は止まってしまいます。

車でいえば、アクセルの働きをする遺伝子があれば、ブレーキの働きをする遺伝子もあるということです。それが、バランス良く働いているから、事故を起こすこともなく、快適なドライブができるのです。

ところが、がん細胞は、壊れた車のようなものです。アクセルペダルから足を離しても、エンジンがフル回転するような車だったらどうでしょうか。一生懸命にブレーキを踏んで止めようとしますが、ブレーキを踏み続けると、ブレーキが焼けてしまって、きかなくなってしまいます。もう、車は暴走するしかありません。

アクセルは問題なくても、ブレーキがきかなくなったらどうでしょうか。そんな車、乗りたくないですよね。これも暴走につながります。

がん細胞は、アクセルやブレーキが故障した車のようなものです。

がん細胞の遺伝子レベルでの特徴として、ひとつは細胞分裂を促進させる遺伝子が亢進してしまい、増殖が止まらなくなるということがあります。

もうひとつが、増殖をストップさせる遺伝子が故障してしまって、もうこれ以上増殖しなくていい状況でもブレーキがきかないということがあります。両方とも故障してしまうこともあります。アクセルもブレーキも故障した車ですから、そんなのを運転したら、まず命がなくなると覚悟したほうがいいでしょうね。

アクセル役の遺伝子を「がん遺伝子」と呼びます。

がん遺伝子というと、何か悪者のように聞こえますが、先に述べたように、ケガをしたときなどには、これがＯＮになることで、ケガの修復ができます。

問題は、ケガが治ってしまっているのにＯＦＦにならないため、増殖が止まらなくなることです。

ブレーキ役の遺伝子を「がん抑制遺伝子」と呼びます。がん抑制遺伝子は、がん遺伝子に異常が起こったときに、それを修復しようとしたり、修復が不可能だと判断すれば、ア

ポトーシスさせるという機能があります。

なぜ、がんが消えていくのか

第二章で、劇的に回復した患者さまの例を紹介しました。こうした劇的な改善を実現したのは、「遺伝子治療タンパク」の力です。

治療タンパクは、ひと言でやさしくいうなら、「がん細胞が増える活動を停止させ、結果として消滅させる」という、がん治療にとっては大きな力をもったものです。

がん細胞の大きな特徴は、「異常に増える」「無限に増える」「死なない」ということです。無限増殖不死状態といっていますが、これが宿主である人を死に至らしめるのです。

私たちが使用しているアメリカ発の治療タンパクは、三つのがん抑制遺伝子と、増殖因子をノックダウンさせるマイクロＲＮＡの、合わせて四つの機能を持つタンパクで構成されています。

まず、壊れたアクセルへの対策。

止まらない増殖をどうストップさせるかというテーマです。

がんの異常な分裂に関与しているのがＣＤＣ６というタンパク質です。

正常な細胞の分裂は、ＤＮＡ合成の準備（Ｇ一期）から始まり、ＤＮＡの合成（Ｓ期）へと進み、分裂の準備（Ｇ二期）、そして分裂（Ｍ期）をへて、分裂が停止（Ｇゼロ期）となります。

ＣＤＣ６は、正常細胞なら、Ｇ一期で少量出て、分裂への勢いをつけるという役割をもっています。

ところが、がん化した細胞は、このＣＤＣ６を大量に発生させ、細胞分裂のアクセルを全開状態にしてしまいます。そうなると、ものすごい勢いで、分裂が始まり、細胞分裂の暴走が始まるのです。

何とか、ＣＤＣ６を大量に作らないようにしないといけません。

そこで、ＣＤＣ６ｋｄＲＮＡ（ＣＤＣ６をノックダウンさせるＲＮＡ）というのを投与するのです。

遺伝子に書かれた情報からタンパク質を作るとき、その情報はＲＮＡ（リボ核酸）という記憶装置にコピーされます。そして、ＲＮＡは、リボソームというタンパク質製造工場に向かい、そこで設計図のコピーを渡して、タンパク質が作られます。

ＣＤＣ６ｋｄＲＮＡは、ＣＤＣ６を作るためのＲＮＡにくっついて、それを働けなくさせるタンパク質です。

ＣＤＣ６の発現がなくなれば、細胞分裂の暴走も収まります。そうなれば、自動的に細胞分裂が止まったり、さらには、ほかのがん抑制遺伝子が働きやすくなり、がん細胞を正常細胞に戻したり、戻らないものに関してはアポトーシスにもっていくことができます。**そういう意味では、ＣＤＣ６というタンパク質は、がんの遺伝子治療の鍵になる物質です。これをどうコントロールするか。そこは腕の見せ所です。**

近年、遺伝子治療を行う医療施設が増えてきました。

効果があるからこそ、広く注目されるようになったわけですが、遺伝子治療とひと言でいっても、さまざまな方法があって、調べてみればわかると思いますが、どこも効果を出しているというわけではありません。

もちろん、私の方法だけが効くというつもりはありませんが、私は、遺伝子治療の第一人者であるカリフォルニア大学のローフェン博士（日本にCDC6をノックダウンさせるRNAを持ち込んだ研究者）と提携していて、最先端の技術を取り入れているということは強調したいと思っています。

ベクターと呼ばれている「遺伝子の運び屋」も、治療効果に大きな影響を与えますが、ローフェン博士の開発したベクターは、最高の品質を誇っています。

ベクターについては、別項で、じっくりとお話ししたいと思います。

遺伝子治療タンパクとはどういうものか

次に、がんを抑制する遺伝子治療タンパクについてお話しします。

CDC6というタンパク質が細胞分裂のアクセル役なら、がん抑制遺伝子はブレーキの役割をします。がん抑制遺伝子は何種類もありますが、多くは、細胞を自滅させる経路に関係した遺伝子です。

私の行っている遺伝子治療では、ＰＴＥＮ（ピーテン）、ｐ16、ｐ53という三つの遺伝子を使っています。それぞれについて説明をしていきます。

まずは、ＰＴＥＮというがん抑制遺伝子です。

がんの患者さまの約半数が、この遺伝子が働けない状態にあります。がんの増殖活動を抑制させるに当たってはとても重要な遺伝子です。

ＰＴＥＮ遺伝子が働けない人の細胞では、こんなことが起こっています。細胞が増殖因子などで刺激を受けると、リン酸化酵素が活性化され、細胞内がリン酸化されていきます。その影響で、ＡＫＴという細胞分裂を促すシグナル伝達物質が必要以上に働き始めます。勢いよく、細胞を分裂させるのです。細胞が分裂するためには栄養が必要なので、新しい血管を次々と作って、がんに栄養を供給します（血管新生）。また、タンパク合成増殖因子が活性化します。そして、こういう異常な細胞になってしまっても自滅しないように不死の力を手に入れます（アポトーシスの阻害）。そして異常な増殖は加速して、がん細胞は大きな腫瘍へとなっていくのです。

ＰＴＥＮ遺伝子は、このがん細胞が増殖する流れをストップさせる作用があります。増殖因子の刺激を受けたときに、必要以上にリン酸化が起きないようにコントロールするのが、この遺伝子の役割なのです。ですから、ＡＫＴの活性も制御されますＡＫＴ活性が抑えられれば、血管新生がストップし、増殖因子の活性化も抑えられ、それでも増殖しようという細胞があればアポトーシスにもっていくことができるのです。

そうやって、がん化して増殖しようとする細胞を、正常な細胞に戻したり、自滅させたりすることで、がんを消し去ってしまうことができます。


次に紹介するのが、ｐ16という遺伝子です。

Ｐ16は、喫煙者の肺がんの人に欠損していることが多い遺伝子です。細胞が発がん物質の影響を受けたときに働き出すことの多い遺伝子ですから、これが欠損していると、発がん物質の代表でもあるタバコによって細胞が痛めつけられても、そのまま分裂を繰り返しますから、がんに進行していく可能性はとても高くなってしまいます。また、すい臓がん、胃がん、食道がんにおいても、ｐ16の変異が認められる例が多くあります。

●いろいろながん細胞株におけるCDC6の出現

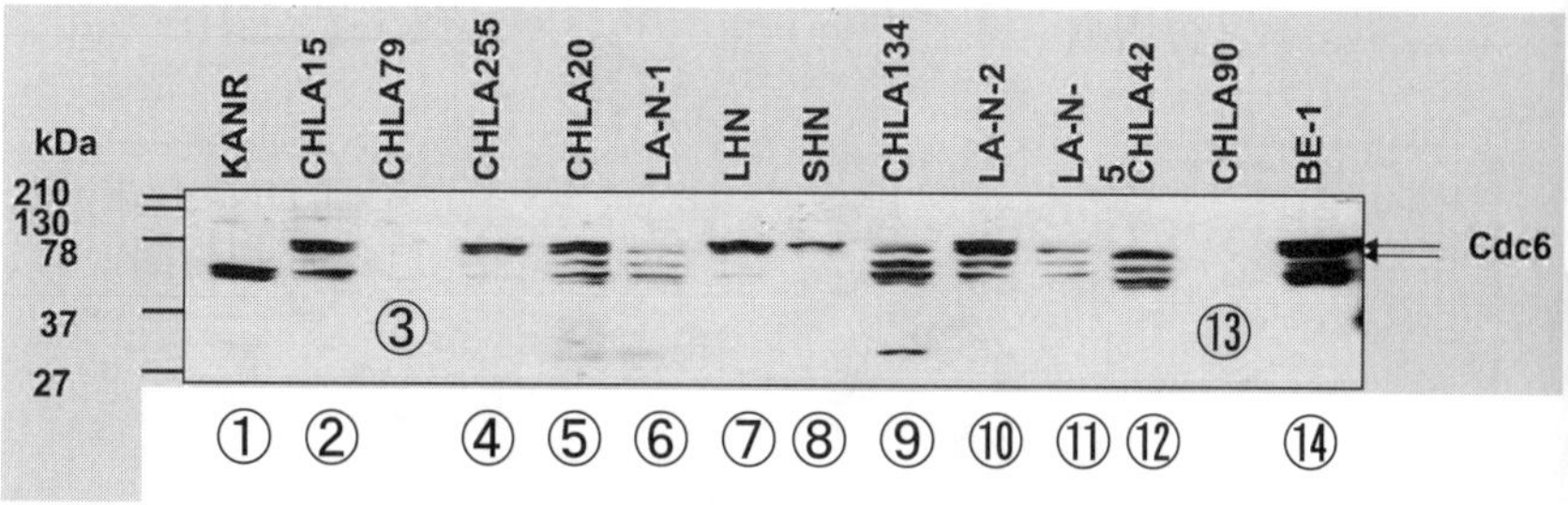

14種のがん細胞の中に含まれるCDC6をウェスタンブロット法で解析しました。

③と⑬以外のがんは、すべて多量のCDC6が存在しています。

CDC6は細胞増殖因子であり、CDC6が多いと細胞分裂は激しくなる。

●CDC6shRNAの導入によりCDC6がノックダウン

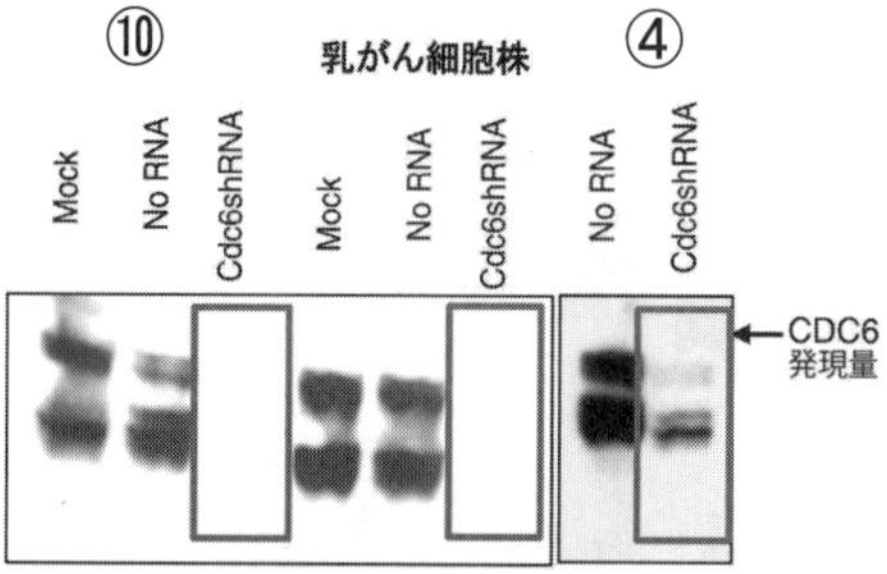

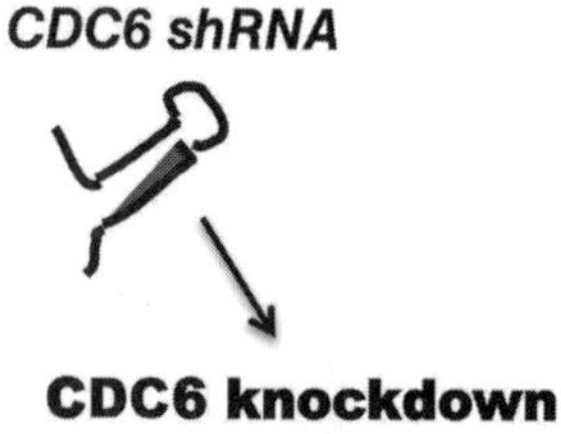

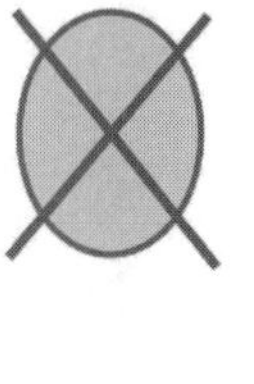

上記の⑩、④と乳がんのがん細胞にCDC6shRNAを導入した。
⑩と乳がんはCDC6がノックダウンされている。
④もノックダウンまではしていないが減少している。

Mock（熱水処理）、No RNA（中身のないベクター）では黒いバンドが現れているので、CDC6が発現している。

CDC6shRNAの効果により、がん細胞の中でCDC6の発現を抑制できることを確認した実験データである。

＊これらの実験データは、開発元である 米国 RNTein Biotech Labo のローフェン博士よりご好意で提供して頂きました。

細胞分裂周期におけるCDC6shRNA・P16の役割

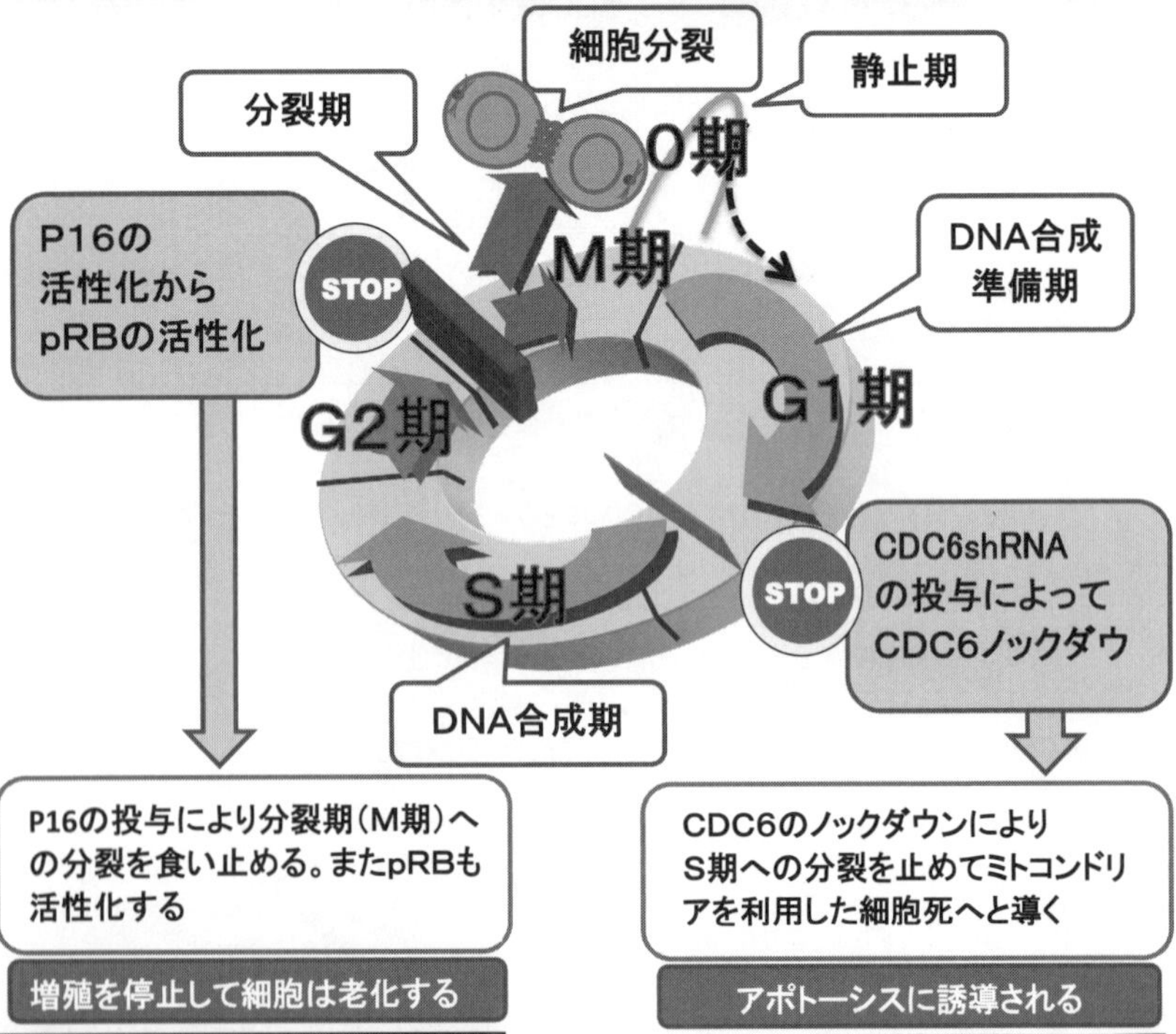

P16の投与により分裂期（M期）への分裂を食い止める。またpRBも活性化する

増殖を停止して細胞は老化する

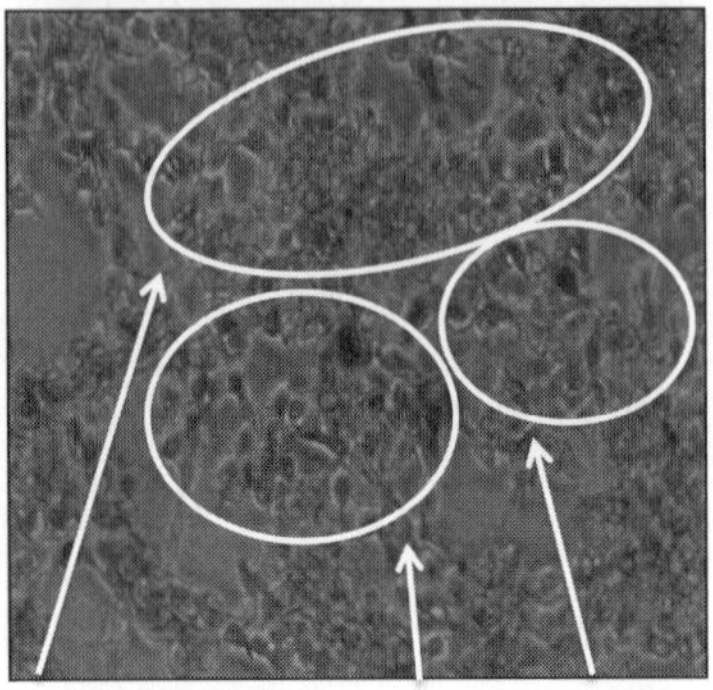

（色の濃い部分はβガラクトシダーゼ染色による細胞老化）

CDC6のノックダウンによりS期への分裂を止めてミトコンドリアを利用した細胞死へと導く

アポトーシスに誘導される

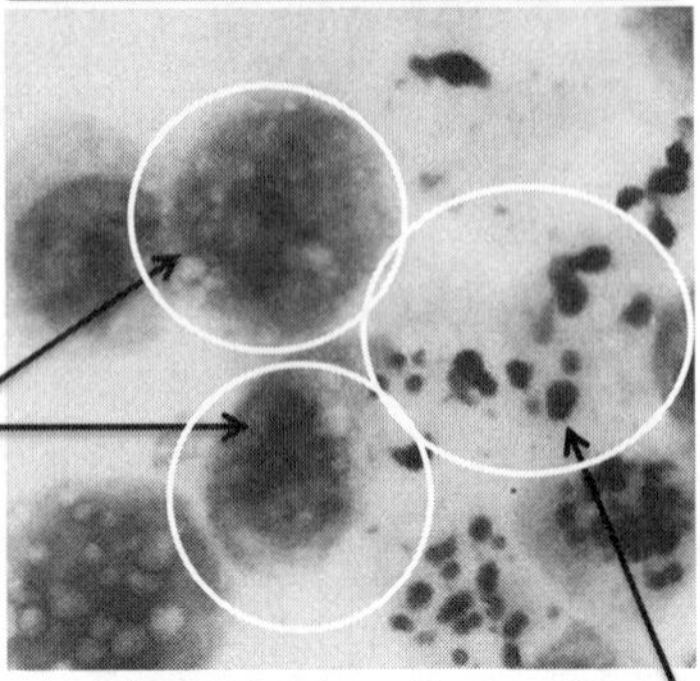
（がん細胞がこわれたアポトーシス小体）
（核が凝縮したり2分したりもうすぐアポトーシス状態）

PTENは AKTの抑制に関与

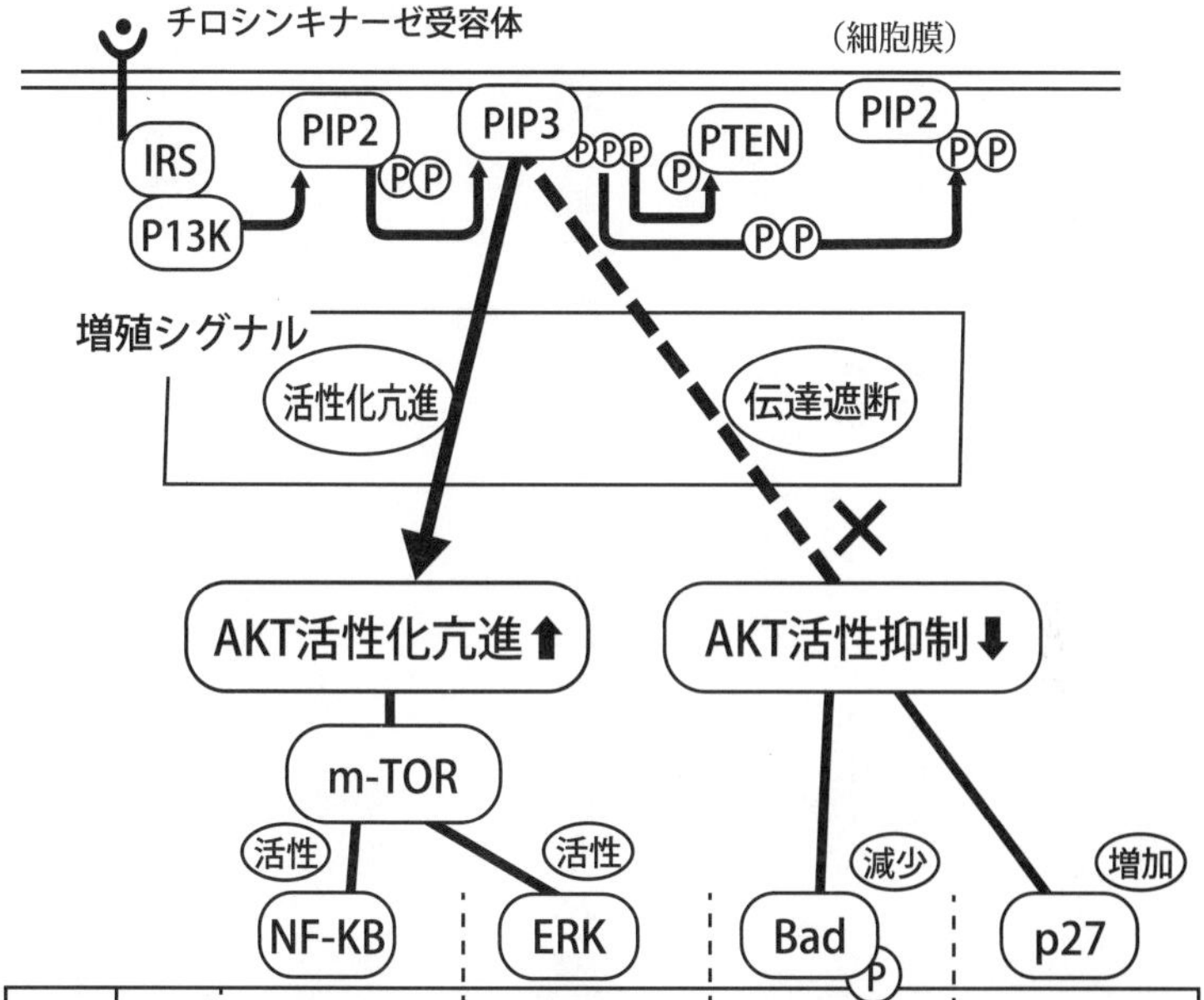

PTEN	AKT活性	血管新生	タンパク合成 増殖因子活性	ミトコンドリアを使った アポトーシス誘導	G1 期停止
なし	亢進	⬆	⬆	⬇	正常化
あり	抑制	⬇	⬇	⬆	⬆

通常の増殖シグナルは受容体を介して P13K より PIP2→PIP3 へとリン酸化を進め、AKT の活性を亢進する。
AKT の活性は新生血管を作ったり、タンパクを合成して増殖因子を活性化するなど、細胞内のおいて広範囲な役割を担う。
PTEN が導入されると PIP3 はリン酸を 1 つ取られ PIP2 になってしまう。
これにより増殖シグナルの伝達が遮断され AKT の活性は抑制される。
AKT の抑制によりアポトーシスが誘導されたり、G1 期停止となる。
また血管の新生が止まり増殖因子の活性も抑制される。

ｐ16が正常に働くようになると、がんの新生血管形成が阻害されます。がん細胞に栄養が届きませんから、がんは自滅してしまいます。また、細胞分裂において一番重要な分裂期への移行のストッパーとしても働きます。

ｐ16は、他のがん抑制遺伝子が正常に働くための体内環境を作り出すという特徴もあります。

最新、最強の遺伝子治療タンパクが誕生した

つい数年前までは、遺伝子治療で投与してきたのは、ここまでお話ししてきたＣＤＣ６ｋｄＲＮＡとＰＴＥＮ、ｐ16の三種類の治療タンパクでした。

これでも十分な効果が上がっていましたが、より高い効果をということで取り入れたのが、ｐ53というがん抑制遺伝子です。

ｐ53というのは、もっとも有名ながん抑制遺伝子です。〝ゲノムの守護神〟と呼ばれるほど、がんを防ぐ上で、頼りがいのある遺伝子です。

ｐ53がどんな働きをするかということからお話しします。

正常細胞ががん化するのは、遺伝子に傷がついてしまうことが発端だとお話ししました。がんばかりではありません。遺伝子が傷つくことで、さまざまな病気が発生することがあります。

遺伝子に傷がついたとき、これを修復しようとする力が働きます。それを司っているのがｐ53という遺伝子なのです。中には、修復ができなくなるほど傷んだ遺伝子もあるでしょう。そういうときには、ｐ53は、すみやかにその細胞をアポトーシスへと導くのです。

そうやって、異常な細胞は修復し、修復できないものは排除して、正常な細胞だけが残るようにと働いているのがｐ53なのです。守護神と呼ばれるのもわかると思います。

がん患者さまの60％くらいが、ｐ53の働きが失われてしまっています。この働きを薬剤で復活させようという技術もあるようですが、遺伝子治療によって、ｐ53の働きを失ったがん細胞に、正常なｐ53を投与すれば、ｐ53は、すぐさま、その細胞にアポトーシスしろという指令を出します。

もっともっと増殖しようと勢いを増しているがん細胞に、急ブレーキがかかります。まさに、守護神登場！　という水戸黄門の印籠みたいな働きをするのです。

これだけのすごい遺伝子ですから、最初からこれを投与すればいいと思われるかもしれませんが、実は、がん細胞というのはとても巧みな技をもっていて、ｐ53を働けなくさせる酵素（ＭＤＭ２）を細胞内で作り出していることがわかってきました。

ＭＤＭ２が多く存在するうちは、いくらｐ53を投与しても、身動きがとれないのですから、単なるｐ53を投与しても、あまり意味がないのです。

さて、どうするか。

方法は二つしかありません。一つは、ＭＤＭ２を働かせないようにするか、ＭＤＭ２に邪魔されないｐ53を作って投与するかです。

つい最近の話ですが、ＭＤＭ２に反応しないｐ53が開発されました。私は、そのことを知って、すぐに開発者と独占契約を結び、当クリニックでの遺伝子治療にｐ53を加えることにしました。現在、ＭＤＭ２の影響を受けないｐ53を使っているのは、当クリニックと当クリニック認定医療機関だけです。

それ以外にも、Ｐ53を使った遺伝子治療をしているよとアピールしているクリニックもあるかもしれませんが、私の知る限り、ほかには、ＭＤＭ２の影響を受けないｐ53は存在していませんので、「ＭＤＭ２への対策はきちんととられていますか？」と、しっかりと確認した上で治療を受けられることをおすすめします。

「がん」を消してしまうメカニズムとは

私の行っている遺伝子治療では、以上の四種類の治療タンパク（ＣＤＣ６ｋｄＲＮＡ、ＰＴＥＮ、ｐ16、ｐ53）を使っています。細胞分裂の暴走をストップさせ、ストップできないものに関しては自滅させるということで、がん細胞を消滅させています。

具体的には、遺伝子治療のメカニズムはどうなっているのか、みなさんも知りたいと思いますので、これから説明します。

四つの遺伝子をがん細胞に投与することで、故障していたアクセルやブレーキの機能が回復するというのが、遺伝子治療の作用です。では、どうやって、がん細胞に遺伝子を投与するのか。そこからお話ししていきます。

四つの遺伝子は、ベクターと呼ばれている遺伝子の運び屋に乗せられ、点滴か局所注入で、がん細胞に導入されます。

ベクターは、遺伝子治療の効果を左右するほどの重要な役割をもっています。ベクターには、ウイルスが使われています。

「えっ！」と思われるかもしれません。ウイルスは病気のもとになっているものですから、そんなのを体内に入れられたら、がんは治るかもしれませんが、ほかの病気になってしまうのではないかと、心配される方もいるでしょう。

しかし、その心配は必要ありません。ウイルスといっても、そのまま使うわけではなく、病原性をカットして、細胞の中にもぐりこむ性質だけを使っているからです。

よく使われているのが、アデノウイルスです。アデノウイルスは、試験管内で増殖させることが簡単で、細胞内にも効率良く遺伝子を導入することができます。

しかし、便利さはあっても、大きな欠点もあります。細胞内には入るのですが、核の中までは少量しか入ってくれず、染色体には組み込まれません。そのため、細胞が分裂するごとに濃度が薄くなり、効き目も減少します。また、一過性の効果しかなく、長期にわたっての効果は示してくれません。

これまで、遺伝子治療は大きな期待をされたものの、期待ほどの効果が出なかったのは、アデノウイルスをベクターとして使わなければならなかったということも、その原因としてあるでしょう。

遺伝子治療が思ったほどの効果を出せなかったのは、ひとつには、先ほどもお話ししましたが、ゲノムの守護神であるｐ53遺伝子がＭＤＭ２などに阻害され思うように働かなかったこと。そして、もうひとつが、ベクターの問題でした。

これを、解決したのが、遺伝子治療の権威であるローフェン博士でした。

ローフェン博士が考え出した画期的方法

ローフェン博士は、ベクターとして、アデノウイルスではなくレンチウイルスを使っています。

レンチウイルスというのは、アデノウイルスとは違って、核の中にも入ることができます。染色体に遺伝子が組み込まれるので、長期にわたって、組み込んだ遺伝子を発現させることができます。

しかし、レンチウイルスは、もとがエイズウイルスですので、慎重に扱う必要があります。確実に病原性のある部分を削り、病気は完全に発現しない状態にならないと使えません。それを実現させたのが、ローフェン博士の天才的なところで、いまはまったく問題のない状態で使えるようになっています。

ローフェン博士が、レンチウイルスのベクターを完成させたのが二〇〇一年です。このときには、ＣＤＣ６ｋｄＲＮＡをくっつけたものでした。その後、二〇〇五年に中国で製造を始め、実用化しました。二〇一〇年には、さらにウイルスを小さく削って、安全性を確実なものにしました。そのベクターに、ＰＴＥＮとｐ16をくっつけたものも作りました。

しかし、これを患者さまに投与すると、熱が出るなどの反応が出たので、ひとつのベクターには、ＣＤＣ６ｋｄＲＮＡとｐ16を、別のベクターにはＰＴＥＮと、分けて乗せて投与したところ、反応の問題は解決しました。

現在、私のクリニックでは、ローフェン博士が開発した、さらに新しい、小さく安全性が高い二〇一五年型のベクターを使い、特殊なｐ53を加えた四種類の治療タンパクを、それぞれベクターに乗せて投与しています。

この二〇一五年型の効果が高まったベクターを使っているのは、日本では、私のクリニックと連携している医療機関だけです。ベクターというのは、もともとはウイルスですから、どういうルートで入ってきているのか、しっかりと把握していないと危険です。遺伝子治療を受けられるときには、旧式の効果が劣るものも出回っているので、だれが開発したものか、どういうルートで入っているのかといったことも、効果や安全性を確認するために、しっかりと調べたほうがいいでしょう。

今の遺伝子治療の現状からいえば、ベクターや搭載された治療タンパク、さらに、どこで作られていて、安全性や効果はどうか、という点なども確認しないと、本当に効果的な遺伝子治療を受けることはできないと、私は考えています。

また、これからの動きですが、私はローフェン博士と共同研究しながら、ナノ粒子にまで小さくした治療タンパクを、胃酸で溶けないようにコーティングして、飲み薬にすることを考えています。これが完成すれば、今は、直接がんに打ち込むか、点滴で治療を行っていますが、飲む遺伝子治療も可能になります。こんな遺伝子治療が追加されると、遠方の方にとっては喜ばしい治療になると思います。そんなことも、将来の展望として考えているところです。

四種類の治療タンパクのすごいパワー

私の行っている遺伝子治療は、ここまで述べてきたように、がん細胞が出す酵素に邪魔されないｐ53遺伝子を含めた四種類の治療タンパクを用い、ベクターとしてローフェン博士が開発した、安全で効果の高いレンチウイルスから作り上げたナノ粒子のベクターを使っているのが大きな特徴です。

それだけではありません。

次は、がん細胞だけをどうやって見分けるのかという点での工夫についてお話しします。

がん細胞は無限に増殖する細胞だというお話をしました。正常な細胞には染色体の末端にテロメアという部分があって、分裂をするたびに短くなっていき、ある長さになると分裂がストップするようになっています。

しかし、がん細胞は、テロメラーゼという酵素を作って、短くなったテロメアを再生することで、細胞分裂が無限にいつまでも続くように仕組んでいるのです。

つまり、細胞内にテロメラーゼがあるかどうかが、がん細胞と正常細胞の大きな違いということができます。

がん細胞の80〜85％に、テロメラーゼの活性が見られるといわれています。テロメラーゼのある・なしをチェックして、あれば反応し、なければ無反応という仕組みが作れれば、

正常細胞には影響を与えず、がん細胞だけに作用させることが可能になるのです。

ヒトテロメラーゼ逆転写酵素（h－TERT）を使うことで、それが可能になりました。私が使っているベクターには、ヒトテロメラーゼ逆転写酵素が搭載されています。

ベクターが細胞内に入ります。そこに、テロメラーゼがあれば、それにヒトテロメラーゼ逆転写酵素が反応して、その反応があれば、遺伝子治療にゴーサインが出るのです。

人の細胞の中でテロメラーゼ活性が高いのは、がん細胞と幹細胞です。幹細胞というのは、すべての細胞のもとになっている細胞のことです。ですから、治療タンパクは、幹細胞にも働きかけますが、ベクターに搭載されている遺伝子は、幹細胞にもあるものですから、そこで何かが起こるということはありません。

遺伝子治療というと、がん細胞ばかりではなく、正常な細胞の遺伝子にも影響を与えるのではという不安をお持ちの方がいますが、私の使っているベクターは、主にがん細胞に入ったときだけ反応するように設計されています。正常細胞で反応しても、大きな問題が起こるわけではありませんが、念には念を入れ、安全性を高め、特にがん細胞に反応して効果が現れるようにこうした工夫をしているのです。

そして、がん細胞の核の中に入り込んだ治療タンパクは、それぞれの役目を果たしながら、いくつもの経路を動かして、最終的には、細胞の分裂をストップさせて、がん細胞をアポトーシスに追い込んでいくのです。

遺伝子治療ががん治療の主流になる

ここで遺伝子治療の歴史を見ていきましょう。がんは、複数の遺伝子が異常を起こすことで発症する病気です。遺伝子を修復すればがん細胞は正常細胞に戻ったり、自滅したりして、がんという病気は治ります。

今のところ、遺伝子治療と言っても、異常になった遺伝子そのものを修復するというものではありません。異常な遺伝子はそのままにしておいて、正常な遺伝子を外から入れてやることで、細胞がコントロールできなくなるのを防ごうというものです。

遺伝子治療の考え方は、アメリカで一九六〇年代の後半に生まれました。ウイルスの研究が大きく進み、ウイルスを上手に使えば、遺伝子を細胞内に運び込めるのではないかという発想が出てきたのです。

一九七〇年代後半から一九八〇年代前半にかけて、分子生物学が脚光を浴びました。分子生物学というのは、細胞レベル以下で生命活動を解明しようという学問です。

DNAが二重らせん構造であるという大発見を契機に、分子生物学という名前が世に出たといわれています。

人間の病気が遺伝子レベルで解析されるようになったのもこの時期です。

この病気は、この遺伝子の異常が原因だということも次々とわかってきました。がんが遺伝子異常によって起こる病気だとわかったのも、このころです。

遺伝子治療を使えば、さまざまな難病が治療できるぞと、研究者たちは勇み立ちました。しかし、理論はわかっても、それを臨床の場で実現するのは簡単なことではありません。私も、臨床医ですので、そのことは痛いほどわかっています。いろいろとトラブルもあったようです。

一九九一年にアメリカでがんの遺伝子治療が行われました。しかし、一九九九年には、同じくアメリカで、死亡事故が起こって社会問題となりました。紆余曲折があって、遺伝子治療が実用段階に入るのは二〇〇〇年に入ってからのことです。アメリカとフランスで、画期的な臨床試験の結果が報告され、そこから遺伝子治療は広がりを見せるのです。

日本では、一九九五年に免疫の病気に対する遺伝子治療が行われました。一九九八年には、東京大学医科学研究所で腎臓がんの治療が行われました。しかし、日本はまだまだ後進国です。

臨床プロトコールの承認件数は、圧倒的にアメリカが多く、アメリカ以外の国の承認件数を全部足しても、アメリカには及ばないくらいです。

臨床プロトコールというのは、「このような遺伝子治療をしますよ」と、国の機関に提出する治療実験のようなものです。アメリカでは、国自体が遺伝子治療を認めていて、多くの医療機関で実施され、どんどんと発展しています。

日本は、アメリカの2.7％にしか過ぎません。技術的にも、アメリカに頼らざるを得ないのが現状です。

遺伝子治療には二つの方法がある

遺伝子治療には大きく二つのやり方があります。

たとえば、ある遺伝子が欠損していることで病気になっている場合は、患者さまの体内から細胞を取り出し、そこに、欠損している遺伝子を入れて、細胞を培養して増やしてから体内に戻します。

日本で最初の遺伝子治療は、ＡＤＡ欠損症という免疫の病気が対象でした。アデノシンデアミナーゼ（ＡＤＡ）という酵素を作る遺伝子が欠損して起こります。患者さまの白血球を取り、そこにＡＤＡ遺伝子を入れるという治療が行われました。

がんになると、複数の遺伝子に異常が起きているので、こういうやり方はできません。正常な遺伝子を導入して細胞を元の健康な状態に戻すというよりも、細胞の増殖を抑えたり、異常な細胞にアポトーシスを起こすための処置をします。そのときに、ベクターを使って、ここまで述べてきた四種類の治療タンパクを入れるのです。

治療タンパクを体内に入れるときにも、二つの方法があります。ひとつが、がんに直接打ち込むという方法です。もうひとつが点滴で入れるという方法です。

がんが見つかったときには、まずはがんの病巣に、直接遺伝子を注入します。そのほうが、どう考えても効率的です。しかし、第一章で述べたように、がんには、多くの場合、マイクロ転移があります。これを見逃すと、そう遠くない将来、再発という悲しい出来事が起こってきます。

もちろん、再発したときにも、遺伝子治療でがんを消せる可能性があります。しかし、それでは後手後手の治療になりますので、再発をしないような処置をしておきます。

それが点滴での治療です。

点滴で体内に入った治療タンパクは、血流に乗って、全身を巡ります。そして、まだ目にも見えないし、検査にも引っかからないような小さながんにも入り込んでいきます。そして、増殖をストップさせたり、遺伝子異常を修復したり、修復できないものはアポトーシステムへと誘導していきます。

遺伝子治療は、目に見えるがんを消してしまうだけでなく、目に見えないマイクロ転移対策にもとても有効です。

さらに、遺伝子治療は、前がん状態にもとても有効だということです。たとえば、検診でがんの疑いがあるという結果が出たり、がん家系でがんになるのが心配だったりするときは、予防のための遺伝子治療をやっておくのも、がんになるのを未然に防ぐための方策だと思います。

点滴で治療タンパクを体内に入れれば、それが体中を巡って、がん細胞を正常な細胞にしたり、自滅させたりして、体内から排除してくれます。

がんは、発病してから治療するのでは、肉体的にも心理的にも経済的にも、ストレスが大きくなります。治療も、いくら遺伝子治療が優れているといっても、魔法の治療ではありませんので、状況に応じてはうまくいかないこともあるでしょう。

そうなると、がんにはならないのが一番いいということです。そのためにも、遺伝子治療を上手に活用するのもいいのではないでしょうか。

患者さま自身が知っておくべきこと

再度、ここで遺伝子治療がどうしてがんに効くのかをまとめておきたいと思います。どんな治療であっても、治ればそれで良しとするのもいいでしょうが、できれば、自分が受ける治療についてては、人にわかるように説明できるくらいは知っておいてほしいものです。それに、きちんと知ろうとする姿勢が、その人の生命の力を高めることもあると思います。

「お任せします」とおっしゃる患者さまがたくさんいます。自分は医療には素人だから、プロである医師に任せたほうがいいという考えだろうと思いますが、いくらプロとはいえ、がん治療についてすべてを知っているわけではありません。

たとえば、大学病院の医師に遺伝子治療のことを聞いても、どれくらいの医師が知っているでしょうか。知っていても遺伝子治療に対する臨床経験がない医師がほとんどですから、適切なアドバイスをしてくれるとは思えません。

医師を信頼することは大事ですが、だからといって、「お任せします」と丸投げしてしまうのは考えものです。

がんというのは、自分の命にかかわる病気です。治療法によっては、つらい後遺症に悩まされたり、再発を予防できなくなったりということで、自分自身が苦しい思いをしないといけません。自分の命がかかっているのですから、それこそ、必死になって、知識や情報を仕入れてください。

遺伝子治療は、がん細胞がもっている二つの大きな特徴に対してアプローチしていく治療法です。

まず、がん細胞の一つ目の特徴は、いつまでも生き続ける「不死」ということです。正常な細胞は、長くても半年くらいで一生を終えてしまいます。がん細胞には、死がありません。いつまでも生き続けて、どんどんと増えていきますので、正常細胞が生きていくための栄養を横取りし、さらには、臓器や組織に広がっていって、正常な働きを阻害するようになり、宿主である人の体を衰弱させ、やがては死へと追い込んでしまいます。

遺伝子治療では、がん細胞をアポトーシスに誘導できます。アポトーシスというのは、何度も出てきていますが、細胞が自ら死んでいくというプログラムです。そのプログラムが正常に働く上で、とても重要な働きをしているのが、ゲノムの守護神といわれるｐ53遺伝子です。

この遺伝子は、細胞に異常が生じると、それを修復するように指令を出します。そして、修復不可能だと判断すると、その細胞をアポトーシスに誘導します。がん細胞は、このｐ53が働けない場合が多く、遺伝子に傷がついたりして、細胞に異常が起こっても、それを修復することもできなければ、アポトーシスに誘導することもできなくなってしまいます。

その異常細胞が、遺伝子のコントロールを外れていつまでも分裂を続けるのです。

遺伝子治療では、ｐ53遺伝子を搭載したベクターを投与します。このベクターが異常な細胞に入り込むと、ｐ53が正常に働き始め、暴走している細胞をアポトーシスに誘導することで、がんを縮小させ、消し去ってしまうのです。

増殖をやめないがん細胞

もうひとつのがんの特徴は「増殖」です。

増殖シグナルをずっと出し続け、まわりの細胞の迷惑を顧みず、無限に、どんどんと増えていくのです。

細胞内では、増殖しなさいというシグナルが出ていて、そのシグナルに従って細胞分裂が行われているのですが、このシグナルをどこかで遮断しないと、細胞は分裂を永遠に続けることになってしまいます。

シグナルを出しているのも、シグナルを遮断するのも、遺伝子の働きによるものです。

がん細胞は、二個、四個、八個、一六個、三二個と、倍々ゲームで増殖していきます。そして、二七回分裂すると、細胞は一億三千万個になります。大きさにすると、だいたい5㎜。今の検査機器でギリギリ発見できる大きさで、早期発見の限界です。ここで発見されれば、治癒の可能性も高くなってきます。

ところが、さらにそこから三回分裂すると、一〇億個、大きさにして１㎝になり、さらに三回で、八五億個、２㎝、さらに三回（三六回）で４㎝の大きさになってしまいます。ここまでくると、治療がとても難しくなってしまいます。

そんな形で急速に増えていくがん細胞ですから、何とかそこにブレーキをかけないといけません。その働きをしているのが、ＣＤＣ６ｋｄＲＮＡ（がん細胞の分裂を促進させるＣＤＣ６というタンパク質を作らなくさせるタンパク）と、ＰＴＥＮ遺伝子、ｐ16遺伝子です。いずれも、分裂しなさいというシグナルを遮断する指令を出す遺伝子です。

これらの治療タンパクをベクターに乗せて、がん細胞に送り込みます。すると、急速にがんの無限増殖にストップがかかり、ｐ53などのがん細胞をアポトーシスに誘導しようという遺伝子も働きやすくなります。

私たちの遺伝子治療では、ＣＤＣ６ｋｄＲＮＡ、ＰＴＥＮ、ｐ16、ｐ53という遺伝子を、それぞれ別々のベクターに搭載して、患者さまに投与します。

がん細胞の増殖を、車のアクセル（増殖シグナル）とブレーキ（細胞死シグナル）にたとえてお話ししましたが、速いスピードでいつまでも増殖していこうとするがん細胞は、アクセルは全開、ブレーキがきかないという超危険な状態をいいます。

これを、ＣＤＣ６ｋｄＲＮＡとＰＴＥＮとｐ16で、いつまでも増殖しようとするのを抑えつつ、ｐ53で、アクセルとブレーキを修復できるものなら修復し、もし修復できないなら、車ごと自滅させてしまうことで、人体の安全を守ろうとするわけです。

さまざまな研究が積み重ねられ、これらの四種類の治療タンパクが、十二分に力を発揮できるような環境作りもできました。安全性も確認されています。第二章でご紹介したように、臨床での結果も出ています。

遺伝子治療が、いよいよがん治療の大きな戦力として、力を発揮できる準備は出来上がったといえるでしょう。

三大療法と遺伝子治療の併用で効果は大幅アップ

さて、遺伝子治療があれば、がんは征圧されたといってもいいのでしょうか。

私は長年外科医としてがんと闘ってきましたが、これほどの大きな光を見たことはありません。遺伝子治療によって、がんが治癒する可能性は飛躍的に高まったことを実感していて、現在はどんな劇的な変化が起こるかエキサイティングな日々を送っています。

しかし、がんという病気は、病気の中では横綱級といってもいいですから、油断は禁物です。この治療法だけで治るとは考えないほうがいいだろうと、思っています。

つまり、これまでの治療法を含めて、あらゆる方法を駆使して立ち向かう必要がありま す。ただし、何でもかんでも手当り次第使えばいいというものではありません。

これまでの治療法というのは、手術、抗がん剤、放射線治療の三大療法です。

がんに直接働きかけて、排除してしまおうという治療法です。しかし、がんという病気には、再発、転移というやっかいな性質があって、目に見える病巣を取り除いてしまうだけでは不十分です。そこに三大療法の課題と限界があります。

私は、手術で取り切れるようながんなら、手術を受けたほうがいいと思っています。いまは、手術の技術は飛躍的に上がっています。内視鏡手術のように、お腹を開けなくてもがんを切除できるような方法も出てきました。しかし、がんが進行していると、大手術になってしまいます。そんなとき、後遺症が出たり、すぐに再発するような手術は考えものだし、体力が低下しているようなら、手術そのものにも危険性が伴います。

抗がん剤は、それだけで完全にがんを消してしまうということは難しく、抗がん剤を使ってがんを小さくし、その後、手術をするというやり方や、手術のあと、再発を予防する目的で使われます。

副作用が嫌がられますが、現在は、あらかじめ患者さまのがんに効く抗がん剤かどうかをチェックすることもあるし、少量の投与という方法も増えてきていて、副作用は少なくなってきています。これも、上手に使うべきでしょう。

放射線治療は、手術に変わり使われることが多くなった治療法です。ピンポイントに、がんだけに放射線を当てることも可能になりました。手術で取り切れないような場所にがんがある場合、とても効力を発揮します。しかし、何度も当てられないということで、限界もあります。

そこに遺伝子治療が加わればどうなるかということです。

手術のあとに遺伝子治療を行えば、再発のリスクは激減します。再発しなければ、がんは怖い病気ではありません。手術で取り切れなかった部分には遺伝子治療で対応するというやり方もできます。遺伝子治療も、大きながんに対して行うよりも、手術で小さくしておいたものに遺伝子を投与したほうが、効果は高くなります。

抗がん剤は、がんが耐性をもってしまうと効果がなくなります。

しかし、遺伝子治療は、耐性にならないだけでなく、抗がん剤の耐性を改善することもあります。また、遺伝子治療を併用することで、抗がん剤の投与量を減らすことができます。そうすれば、自ずと副作用も減ります。抗がん剤でがんが縮小していれば、遺伝子治療もそれだけやりやすくなるという利点もあります。

放射線治療は、X線やガンマ線などの照射により、DNAに傷をつけて細胞分裂を妨げ、死滅させるものです。この作用は遺伝子治療に類似しているので、遺伝子治療を併用することで、放射線治療の効果を増強することができます。

遺伝子治療を三大療法に加えるだけで、それぞれの長所がもっと生かせるようになり、それぞれの短所をカバーしてくれることになります。三大療法が悪いということではなく、三大療法しか選択肢がないから、無理な手術をしたり、大量に抗がん剤や放射線を投与してしまうことで、効果よりも、患者さまの肉体的な負担が大きくなって、それがネガティブな形で広がってしまっているのです。

第四章でも述べますが、私は遺伝子治療と免疫療法との併用も考えています。三大療法に加えて、遺伝子治療があり、免疫療法がある。それを、患者さまのがんに合わせて上手に使っていけば、その先には、人類の夢でもあるがんの征圧が見えてくると思っています。

前がん状態にも遺伝子治療は有効

がんを征圧するには、ひとつにはがんが確実に治る治療法を確立させることです。それは、先ほどお話ししたように、三大療法に遺伝子治療、免疫療法を加えることで、かなりのところまではいけるでしょう。

もうひとつ大切なことがあります。それは、早期発見、早期治療です。それも、画像診断で見つかる前に発見して、治療するということです。

検診で早期に見つかったという場合は、三大療法で対応し、再発予防に遺伝治療を行うというやり方でいいでしょう。しかし、その前に、怪しいということがわかったときにはどうするかです。

いわゆる前がん状態といわれる時点での対処法です。

現時点では、通常の医療機関では何の対処もしていません。がんが見つかっていないからがんとは診断されませんし、治療も行われません。しかし、見つからないけれども、ひょっとしたらがんや、前がん状態かもしれないということは、患者さまの症状や腫瘍マーカーなどからわかることがあります。また、家族の多くががんで亡くなっているというがん家系の方も、いつ自分ががんになるか不安で仕方ないでしょう。

そんなときに、どこにがんがあるかもわからないのですから、まさか手術をするわけにもいきません。抗がん剤を打つのも適切ではないでしょう。放射線も使いようがありません。

そこで、私は、そういう前がん状態や、がんの疑いのある人には遺伝子治療をおすすめしています。

遺伝子治療は、正常細胞に存在するものを投与するので、正常細胞に影響を与えることはなく、副作用もほとんどありません。遺伝子治療は、がん細胞だけを標的として、がん細胞に速やかに入り込み、働いていないがん抑制遺伝子の機能を即座に改善し、がん化した細胞を消滅へと導く方法だからです。

ですから、まだ検査に引っかからない小さながんにも、遺伝子治療タンパクが入り込みます。そして、小さなうちから、がんを消滅させてしまうことができるのです。

現在、日本人は二人に一人ががんになるといわれています。ほとんどの人が前がん状態にあるといっても過言ではありません。ぜひ、遺伝子治療を視野に入れておいてくださって、何かちょっとおかしいぞと思ったら、遺伝子治療で予防するという方法もあることを覚えておいてくだされば と思います。

データで見ると、遺伝子治療の効果は90％

ここまで述べてきた遺伝子治療ですが、第二章でご紹介したような劇的な効果が出ていることは間違いありません。それでも、個々の効果はわかったけれど、「全体的にはどうなんだ」とおっしゃる方もおられるでしょう。

私どものクリニックでは、次のような治療成績が上がっています。

効果の算定の方法は、抗がん剤の判断基準に合わせています。

まず、完全寛解（ＣＲ）といって、腫瘍がほぼ消失したのが10％です。部分寛解（Ｐ

R：腫瘍の縮小率が50％以上）が30％、不変（SD：腫瘍の縮小率が50％以下から増大率25％以下）が50％、進行（PD：腫瘍の増大率が25％以上）が10％となっています。

ＳＤというのは「不変」ということですが、がんというのは放っておけば無限に増殖していきますから、変わらないということは、治療に効果があったと考えてもいいでしょう。つまり、がんと共存している状態です。がんというのは、だれもが忌み嫌って、きれいに消し去ってしまわないと気がすまないものですが、体の中にあっても、悪さをしなければ問題はありません。

がんはあるけれども、生活にも何ら支障はないし、体調も悪くないし、あるかないかわからない状態がずっと続くなら、定期的に検査をして、おとなしいまま、つきあっていくという考え方もなくはないでしょう。

そう考えれば、遺伝子治療の効果は、ＣＲ＋ＰＲ＋ＳＤの90％ということになります。私も、長年、医師をやっていますが、がんに対する効果が90％もある治療法にお目にかかったことがありません。

進行してしまった方や、それほど縮小しなかった方でも、あまりつらい症状が出ないということも多く、ＱＯＬ（生活の質）がとても高い状態に保たれています。抗がん剤治療のように、がんは縮小したが、副作用で寝たきりになってしまったということはありません。

さらに、この数字を評価する上で重要な点に、対象となる患者さまの症状があります。いわゆる早期がんの患者さまは非常に少ない前提で考えていただければと思います。

残念ながら、現段階では、がんと診断されてすぐに遺伝子治療を受ける方や、手術直後に標準治療と併用する方はまだまだ少ない状況です。

ほとんどの方が、大きな病院で手術を受け、抗がん剤や放射線の治療を受け、それでもうまくいかなかったり、再発してしまって、やっと遺伝治療を受けようということで来院されるのがほとんどです。

そういう人たちを対象とした数字ということを考えると、驚きの結果だと思います。もっと、早いうちに、遺伝子治療を三大療法と一緒に使っていれば、どれほどの結果になるのかと思うと、私は残念で仕方ありません。

一刻も早く、そういうときがきてほしいと願っています。

「遺伝子組み換え」とはまったく関係ありません

遺伝子治療の効果と可能性について、かなりの部分を理解してくださったことと思います。私は、遺伝子治療によって、がん治療が一気に進展するのではないかと期待しています。期待以上に、確信しています。

しかし、遺伝子というと、どうしても不安もあるようです。たとえば、私がよくされる質問に、「遺伝子組み換えとは違うのですか」というものがあります。大豆やジャガイモ、トウモロコシなどの遺伝子組み換えの話がよくあります。すでに、実用化されていて、私たちの口にも知らないうちに入っているのではないでしょうか。安全なのかどうか、現在も、盛んに議論がなされています。

遺伝子組み換えでは、たとえば、ある病気に強い遺伝子、虫を寄せ付けない遺伝子、除草剤に強い遺伝子を、作物の中に導入されたりしています。そうすることで、病気にならなかったり、虫に食べられなかったり、除草剤をまくと、雑草は枯れてしまっても、その作物だけは何ともないというようなことで、生産者の手がかなりはぶけるという利点があります。あるいは、コレステロールを抑えるような遺伝子を導入して、健康にいいとうたっている食品もあります。

その安全性がきちんと確認されないまま実用化され、生態系への影響もわからないといった問題も抱えているのが遺伝子組み換えです。

その怖さですが、たとえば、ある作物に害虫がつくのが問題になっていたとして、それを遺伝子組み換えで解決しようとする場合を考えてみます。

その害虫が、ある生物が出しているにおい成分が嫌いだということがわかったとします。それなら、そのにおい成分の遺伝子を、作物の種子に入れてしまえばどうでしょう。その作物が害虫が嫌がるにおいを出すので害虫は近寄りません。

自然界では起こらないことが、人間の手で行われているのです。

サメはがんにならないといわれています。なぜならないのか、遺伝子レベルで調べて、この遺伝子によってがんにならないとわかったら、それを人間にも入れてしまえば、がんにならないじゃないかという発想と同じです。それって、どう感じられるでしょうか。ちょっと待ってくれということになるだろうと思います。

遺伝子治療の場合は、人間の正常細胞の中にある一部のがん抑制に関する遺伝子を投与するわけです。がん細胞の中で主に反応するように作られています。遺伝子組み換えとは、根本的なところが違っています。

軽い発熱があるという程度の副作用が出ることもありますが、大きな問題ではありません。安全性の確認された治療法ですので、安心して受けていただければと思います。

遺伝子レベルでがんをとらえることでがんは恐くなくなる

ハリウッド女優のアンジェリーナ・ジョリーさんが、二〇一三年に、遺伝子検査で乳がんになる確率が85％以上と診断され、両乳腺を切除しました。世界中の人が驚くニュースでした。遺伝子検査でリスクが高いからといって、乳腺を切除してしまうのはどうなのだろうという意見もありましたが、ＢＲＣＡ（乳がんの発症にかかわる遺伝子）が欠損すると、婦人特有のがんにかかりやすいことは事実です。

発症すると広がるのがとても速くて、根治しづらく早期に死亡します。実際に、ジョリーさんの母親と祖母は乳がんで亡くなっています。そのことを考えると、ジョリーさんの選択も、決して間違っていないと、私は思います。

もっとも、遺伝子治療が、もっと一般的になっていれば、切除せずにすんだかもしれないということは、遺伝子治療に携わってきた経験からいうことはできます。でも、勇気ある選択であることは間違いありません。

さて、この章の最後に、遺伝子検査についてお話ししておきます。早期発見の決め手は、遺伝子検査にあると思います。

がんの遺伝子検査は、画像診断ではなかなか発見できない、5㎜以下のがんでも見つかることがあります。いわゆる、先にお話しした、前がん状態であることが、データとして読み取れることがあるのです。

遺伝子検査は、血液を調べることで、DNA、RNAといった分子のレベルで、一〇〇項目ほどを調べ、がん細胞が存在する可能性がわかります。がんの治療を終えてから、定期的に遺伝子検査を受けていれば、再発を早期に発見することも可能です。

遺伝子検査で異常が発見された超早期の時点で手を打っておけば、がんになるのを未然に防ぐこともできます。手を打つといっても、ジョリーさんのような強烈な方法ではなくても、禁煙するとか食事を変えるといった生活習慣の改善、あるいはサプリメントを飲むといった方法でもいいでしょう。しかし、より確実に予防するためには、ここで遺伝子治療をやっていただきたいと思っています。

遺伝子検査は、いたずらに不安をあおるだけだという非難もあります。もちろん、治療法がなければ、不安ばかりが膨らみますが、遺伝子治療をすれば、がんになるのを防ぐことができるかもしれません。

遺伝子というレベルでがんをとらえることで、がんは怖い病気ではなくなってきました。がんをいたずらに恐がるのではなく、その正体をしっかりと知って、対処法もあることを認識し、正しく対処すれば、がんを恐がる必要はなくなります。

私も、その一助になれればと願っている次第です。

第四章

遺伝子治療をさらにパワーアップさせる！「免疫療法」とのコラボレーション

「免疫療法」の可能性に着目

何となくがんが消えたというのではなく、きちんと戦略を立てて、その戦略に基づいて治療をすることでがんを消す。それが、私たち臨床医にとっては、最大の醍醐味です。遺伝子治療は、その医師としての醍醐味を十分に満足させてくれる治療法です。

それでも、「もっと」という気持ちは次々と湧き上がってきます。もっと早く、もっと効率的に、もっと確実に、がんは消せないものだろうか。

遺伝子治療によって、再発したがんを、ここまで回復させられるのだから、それで十分ではないかという声も、心の中から聞こえてきますが、まだここで立ち止まるわけにはいきません。

不治の病といわれたがん、手の施しようのない再発がんを、遺伝子治療によって、回復に導く扉を開くことができました。せっかく開いた扉です。さらに、奥深く入っていきたいという欲求を抑えることができないのです。それが、医者としての本能なのかもしれません。

がん完全治癒への道をより深く入っていくには、遺伝子治療を、さらに極めていくことがひとつでしょう。そして、もうひとつは、ほかの治療とコラボレーションすることで、治癒へのスピードと精度を高めていくことです。

遺伝子治療の技術は、ローフェン博士らが、私たちが臨床で得た結果も踏まえながら、総力をあげて研究を続けてくださっていますので、これからもより良い治療タンパクへと発展するでしょう。私は臨床医という立場で、いま、提供されている最高の遺伝子治療を使い、その効果をより高めるべく、工夫をしていくのが仕事だと思っています。

これまで「がんを消すにはどうしたらいいか？」「コラボレーションの道は？」と、試行錯誤してきました。遺伝子治療と三大療法のコラボレーションはすでに行っていて、かなりの成果を出すことができました。

次に、私が強い関心を寄せているのは、免疫療法とのコラボレーションです。免疫療法は、夢の治療法ということで、多くの種類の免疫療法が生まれ、脚光を浴びました。ところが免疫療法の種類にもよりますが、実際に臨床で使ってみると、思ったように免疫機能が働いてくれないことも多く、少しずつ改良が加えられるということが繰り返されてきました。

現在、先端をいく一部の免疫療法ではかなりの効果も期待できるようになりました。人体がもつ自己防衛力である免疫力を使うというのは、全身の治療に対して理想的だと思います。免疫療法は、これからもますます発展し、重視される治療法となっていくでしょう。

私は、免疫療法のもつ可能性は、とても高いと考えています。この免疫療法と遺伝子治療をうまく組み合わせることはできないだろうか。それが、私の次の目標であり、それが今、着々と成果をあげつつあるのです。

免疫力とはどういうものか

免疫力とは何か。そこからお話をしていきたいと思います。

免疫力というのは、疫を免れる力と書くように、人体に備わった病気にならないためのシステムです。免疫力があるから、私たちは、かなりの部分、病気をしないですんでいますし、病気になっても、しばらくすれば治ることもできるのです。

専門的にいうなら、免疫は、「自己」と「非自己」を見分けて、非自己と認識すれば、これを排除しようとする力です。

たとえば、インフルエンザのウイルスが侵入したとします。

ウイルスは、間違いなく外部から侵入した異物＝非自己です。したがって免疫はウイルスを非自己と判断し、排除しようと攻撃を仕掛けます。免疫力がとても高い人なら、すぐにインフルエンザウイルスを破壊してしまうので、大した症状も出ずにウイルスは撃退されてしまいます。

しかし、免疫力が弱っていると、なかなかウイルスの増殖が抑えられないので、その間に、高熱や下痢や嘔吐など、きつい症状が出てしまうことになります。免疫力が低下している高齢者の方がインフルエンザに感染するのは要注意です。

よく病気予防のワクチンを注射しますが、これは弱めた病原体を体内に取り込むことで、免疫に敵の正体をあらかじめ教えておくというものです。その敵が侵入したときに、免疫システムはとてもスムーズに働きますので、発症することなくすんでしまいます。

インフルエンザウイルスの場合、毎年、型が違いますから、ワクチンが効きにくいということがあります。本当のところ、インフルエンザが流行する兆しがあったら、ワクチンだけに頼らず、食事や睡眠をきちんととって、免疫力を高めておくことが大切です。そうすれば、感染してしまっても重症になることはありません。それだけ、免疫力というのは、病気から身を守る上ではとても大切なものなのです。

がん細胞と免疫力との関係

がんにおいても免疫力は大切です。人の体では、一日に約五〇〇〇個もの、がんになる可能性がある細胞が作られているといわれています。このがんになるかもしれない細胞の大半を、がん抑制遺伝子と免疫が排除してくれているのです。がん抑制遺伝子と免疫は、がんを発生させないために、日々働いてくれているのです。

がん抑制遺伝子の働きは先に説明しましたが、免疫は、がん細胞に対して、どう働くのでしょうか。

私たちの細胞には、それぞれに標識のようなものがあります。標識には、その細胞がどこに所属しているのかが記されています。Aさんという人の細胞であれば、Aさんのものであるという印が出ているのです。

免疫は、それを見て、Aさんの細胞だったらそのまま見過ごしますが、もし、ある細胞に、Aさんの印がなかったり、違う印が出ていたとすると、免疫細胞は、非常に精密なシステムを稼働させて、非自己だと認識した細胞に、即座に攻撃を仕掛け、排除してしまうのです。

体内で日々発生する異常な細胞や、外部からの侵入者の多くを免疫が排除してくれるため、人はがんを含めて、さまざまな病気にならずにすむのです。

がん細胞も、もちろん異常な細胞ですから、免疫は、排除しようとします。ところが、がん細胞の多くは、免疫に非自己と判断されないようにする能力をもっています。非自己と判断できなければ、免疫システムが、がん細胞を攻撃することはありません。

つまり、免疫は、がん細胞を非自己と判断したとき、攻撃を開始し排除しますが、がん細胞を自己と判断しているあいだは全く攻撃できないのです。

がんが発生し、進行してしまうのは、がん細胞を免疫が自己と判断してしまい、攻撃されることなく生き延び、増殖してしまった結果です。免疫療法で大切なことは、免疫が自己と判断しているがん細胞を、非自己と判断させることです。がん細胞を非自己と判断して攻撃が始まれば、がんはどんどん排除されていきます。

免疫療法の効果は、免疫が、がん細胞を、自己・非自己どちらで判断するかによって、大きく左右されます。

がんを正しく非自己と判断することが可能な免疫療法は、凄く効果が出やすい治療法だと考えられます。したがって、免疫療法の効果を上げるためには、がんを自己と判断している免疫を、いかにして非自己と判断するように変換させるかが、最も大切なポイントです。また、言い換えれば、がんを自己と判断しているものをいくら使っても、免疫が活性

化することはなく、効果は期待できないとも言えます。

「免疫療法」の仕組み

がんを発生させないために、免疫が重要な働きをしていることは理解していただけたと思います。この免疫の働きを上手に利用するのが免疫療法です。

一言で免疫療法といっても、さまざまな免疫の特徴を生かした、いくつもの治療法があります。医療機関が独自の名前をつけている場合もありますが、大きく分けると三種類の免疫療法があり、ＡＴ（活性化リンパ球）療法・ＮＫ細胞（ナチュラルキラーセル）療法・ＤＣ（樹状細胞）療法が代表的な治療法となります。

免疫システムは、各種の免疫細胞が連携しあって作り上げられています。

がんに関していえば、もっとも強力な働きをするのが、Ｔ細胞です。

Ｔ細胞は、非自己である特徴を持つ細胞を攻撃します。ウイルスなど外部から侵入したものばかりでなく、体内で発生した異常な細胞も攻撃対象となります。

Ｔ細胞を体外に取り出し、これを培養して数を増やして体内に戻す治療法を、ＡＴ療法（活性化リンパ球療法）といいます。がんを攻撃する中心となっているのがＴ細胞ですから、これを増やせば、がんは消すことができると考えるのは、至極当然のことです。

しかし、今までがんを攻撃できていなかったＴ細胞をいくら増やしても、抗原性が変わらなければ、がんを攻撃してくれる期待度は今までどおり高くありません。

そこで、がん細胞の特徴をＴ細胞に覚えさせることで、より効率的にがん細胞を攻撃させるなど、よりＴ細胞の効果が得られるような工夫もされていますが、絶対的なものではありません。

もうひとつ、がんを攻撃する細胞にＮＫ細胞（ナチュラルキラーセル）というのがあり、これを培養して数を増やして体内に戻すことを、ＮＫ細胞療法といいます。

ＮＫ細胞は、自己であるという標識を確認できない細胞を攻撃します。非自己である特徴を隠しているが、自己であるという特徴は出せないがん細胞が、攻撃対象となります。

さらに、抗原特異性を持たないため、他の免疫細胞に比べると、柔軟かつスピーディーにがん細胞を攻撃します。

ＮＫ細胞は、増やせば増やすほど、がんへの攻撃力は高まります。効果も出ます。しかし、ＮＫ細胞だけのパワーでは、よほど上手くいかないと、がんを消すような効果が出るところまではいかないのが現状です。また、ＮＫ細胞の寿命が短いことも、期待するほどの効果が出にくい原因の一つです。

しかし、ＡＴ療法やＮＫ細胞療法によって、いい症例もたくさん出ましたので、もっと免疫力が発揮できる方法を見つければ、がんを消すこともできると、関係者は大きな希望をもちました。

こうした免疫細胞の研究や、それを培養強化して戻そうという発想は、実は画期的なものです。しかし、研究と言うのは、一足飛びに大成功というわけにはいきません。小さな積み重ねの末に、驚くべき結果が待ち受けているものです。免疫療法も同じで、これまでの試行錯誤が、いよいよ実を結ぶ段階に来ているのかなという気がします。

大きな転機になったのは、樹状細胞という細胞が見つかって、これがとても大切な働きをしているということがわかりました。樹状細胞は、がんを攻撃する細胞ではありませんが、攻撃すべき相手を、T細胞に伝える司令塔の役割を果たしています。つまり、樹状細胞に、がんを認識させることができれば、T細胞は、その強力な攻撃力で、がん細胞に襲いかかり、がんを消し去ってしまえるかもしれないという可能性が出てきたのです。

それまでの免疫療法では、T細胞に敵であるがんの手掛かりを伝えるという重要な手続きが置きざりにされていました。ですから、せっかくT細胞を増やしても、がんに攻撃を加えなかったのです。T細胞を増やし強化することは、これまでの試行錯誤の中で、確実にできるようになっていました。そこに、敵を認識させる方法が加われば、それで鬼に金棒です。免疫療法は、大きな進歩を遂げることになりました。

この、樹状細胞の働きを利用するのが、DC療法（樹状細胞療法）です。

樹状細胞は、がん細胞のタンパク質を取り込んで分解し、がんの情報（抗原）として記憶します。そして樹状細胞は、記憶した抗原を表面に目印として出します。それを患者さまの体内に戻すことで、「目印」を頼りにがん細胞だけを集中的に攻撃するT細胞を効率よく誘導することができるのです。

樹状細胞にがんの情報を記憶させるには、手術で摘出した患者さま自身のがん細胞を使用するのがベストです。しかし、人工的に合成したがん抗原を使用する方法も開発され、より手軽に樹状細胞療法が受けられるようになりました。

また、がんの情報を記憶した樹状細胞を成熟型というのに対し、情報を記憶していない樹状細胞を未熟型といいます。体内にまだ腫瘍が残っている状態であれば、未熟型の樹状細胞を腫瘍に注入し、そこでがんの情報を記憶させるのも有効な手段です。

樹状細胞療法の問題点は、直接がんを攻撃するわけではないので、実際に働くT細胞の数や活性が十分でなければ、期待したほどの効果を得られないことです。

このように、それぞれの免疫療法はがんに対して有効ですが、単独の免疫療法だけで、がんを押さえ込める可能性は高くありません。私は、AT療法・NK療法・DC療法を上手に組み合わせることで、治療効果を高めることが可能だと考えています。さらに、遺伝子治療と組み合わせれば、高い相乗効果が期待できます。

免疫細胞についてまとめておきましょう。

●**T細胞**　免疫細胞は骨髄で生まれるのですが、その中に、未成熟な状態で胸腺に移動する細胞があります。その細胞は、胸腺で厳しい教育を受けます。免疫の基本である自己と非自己を見分け、非自己だけ攻撃することを徹底的にトレーニングされるのです。これが厳しいもので、生き残るは5％程度です。いわば、免疫細胞のエリートです。

この狭い門をくぐり抜けた細胞たちは、末梢のリンパ組織へ送られ、免疫システムの中心的な存在として活躍することになるのです。胸腺を英語で、Thymusということから、T細胞とかTリンパ球と呼ばれています。

T細胞にも、たくさんの種類があります。樹状細胞から情報をもらった敵を認識して攻撃体制に入ったT細胞を、細胞障害性T細胞（キラーT細胞、CTL）といいます。他の免疫細胞を活性化させるのがヘルパーT細胞、T細胞の働きを押さえるものがレギュラトリーT細胞です。

●**NK細胞**　免疫には、自然免疫と獲得免疫とがあります。T細胞は、とても複雑なシステムで動く免疫細胞で、魚類以上の高等な生物にしかありません。これを獲得免疫といいます。それに対して、NK細胞は、下等な生物にも見られ、自然免疫と呼ばれています。

ＮＫ細胞は、体内を巡回し、すれ違った細胞の表面にある標識（ＭＨＣ、人間の場合はＨＬＡと呼ばれています）をチェックしています。標識によって、その細胞が自己なのか非自己なのかがわかります。もし、非自己だとわかれば、ＮＫ細胞は、すぐに攻撃を仕掛けて、その細胞を排除します。Ｔ細胞のように、ほかの細胞からの指令がなくても、独自で動けるのが、ＮＫ細胞の特徴です。

●樹状細胞　免疫システムの司令塔です。その存在は知られていましたが、数も少ないので重視されていませんでした。しかし、この細胞が動かないと、Ｔ細胞も機能しないことがわかり、一躍注目されるようになりました。血液中には存在しないので、樹状細胞を取り出すのはとても困難でしたが、血液中にある単球から分化させる技術が開発されたことで、一気にその実用化が始まり、免疫療法は大きく発展しました。

さて、樹状細胞の働きがわかったことで、免疫療法は大きな進歩をしました。しかし、問題はどうやって樹状細胞にがん細胞を認識させるかです。樹状細胞が、がん細胞を認識しないことには、Ｔ細胞を働かせることもできません。

がん細胞は、もともとは自分の細胞ですから、自己の顔をしていると述べました。しかし、よく探れば、正常な細胞とは違うタンパク質をもっています。それを樹状細胞に認識させないといけません。この研究も試行錯誤があったようです。

いまでは、あちこちの施設で、樹状細胞を使った免疫療法が行われています。すばらしい効果を出す場合もありますが、期待通りには結果を出せないことも多々あります。

何が効果の差となっているのでしょうか。

これは、樹状細胞に、いかにがん細胞を認識（感作）させるかどうかです。施設によって、樹状細胞の質にも差がありますし、感作させる技術が違っています。その違いによって、効果に差が出てくるのです。

私が効果を確信したある免疫療法

私は、遺伝子治療と免疫療法のコラボレーションの可能性を探るため、いくつもの施設の免疫療法を見て回り、関係者に話をお聞きしました。みなさん、とてもがんばっておられましたが、私としては、最高の理論と技術をもち、成果もあげているところと組みたいと思い、慎重に詳細に、調べさせていただきました。

その上で、私が組もうと決めたのは、東京お台場にある虹橋クリニックでした。とにかく、ここのクリニックの樹状細胞にがん細胞を感作させる技術には、すばらしいものがありました。もちろん、治療の成果もあがっていて、遺伝子治療と組めば、お互いが効果を高め合えるという可能性を感じました。

虹橋クリニックの金子亨院長は、大手免疫療法クリニックに長年勤務された経験を活かし、免疫療法を中心としたがん治療に取り組んでおられます。さらに、クリニックには細胞調整施設（ＣＰＣ）を併設し、優秀な研究者と共に、より効果の高い免疫療法の開発にも心血を注いでいます。

そして、金子院長と共に、虹橋クリニックの免疫療法に取り組まれているのが、元千葉がんセンターの呼吸器科部長で、現在、習志野済生会病院呼吸器外科部長の木村秀樹先生です。免疫療法の世界では、免疫の治療効果を最高に高めたことで有名な専門家でもあります。

ＡＫＴ－ＤＣ療法といわれる木村先生の免疫療法は、とても理にかなったものだし、高い効果も出しているので、ここでご紹介しておきます。木村先生は、呼吸器外科が専門なので、肺がんの患者さまにＡＫＴ－ＤＣ療法を行っています。

ＡＫＴ－ＤＣ療法のユニークなところは、がんが転移していないリンパ節をくだいて、リンパ球を増やして体に戻すということでした。これまでは、リンパ球を取り出すとき、がんそのものの中にあるリンパ球や、転移しているリンパ節のリンパ球に注目していました。がんと接触したリンパ球なら、すでに樹状細胞からの指令を受け、攻撃型のＴ細胞になっていると考えてのことでした。

また、転移していないリンパ節は、がんと関係してないという考えが主流でした。

しかし、木村先生は別の見方をしました。がんに打ち克っているリンパ節だからこそ、転移していないのではないかと考えたのです。このリンパ節の中にあるリンパ球は、すでに樹状細胞からの指令を受け、攻撃型のＴ細胞になり、がん細胞が入り込んでくると、即座に攻撃して排除していたから、転移を免れていたという可能性があるのです。

木村先生は、がんが転移していないリンパ節を砕いて、そこにいるリンパ球を培養して、患者さまの体内に戻しました。もし、そのリンパ節が、がんとは関係のないところなら、それが効くはずがありません。ところが、これがよく効きました。

肺がんの手術したⅡ期〜Ⅳ期の患者さま一七〇人に対して、八八人は、本来の抗がん剤だけの治療を行いました。このときの七年生存率は24％でした。

ところが、抗がん剤治療とＡＫＴ－ＤＣ療法を併用した八二人は、何と七年生存率が52％にはね上がりました。驚くべきことに倍以上の人を救えたのです。

患者さまの数が一七〇人ですから、たまたまいい結果が出たということではすまされません。信頼できる数字です。間違いなく、ＡＫＴ－ＤＣ療法によって効果が高まったのです。

免疫療法も、がん細胞を正しく非自己と判断することができれば、すばらしい結果が得られることがわかったと思います。

遺伝子治療と免疫療法との併用

がんになった人すべてが、先に述べたＡＫＴ－ＤＣ療法を受けられるとは限りません。ＡＫＴ－ＤＣ療法は手術前から準備しないとならないからです。それでは、ＡＫＴ－ＤＣ療法以外の方法で、がんの感作率をより高めるためにはどうすればいいのか。

私は、免疫と遺伝子治療を併用する方法を考えました。

遺伝子治療と免疫療法のコラボレーションには、どんな利点があるか、見て行きたいと思います。

体の中にがんがあります。がんは、無限に増殖し、あちこちに転移をして体中に広がっていきます。これを止めないことには、体はがんに支配されてしまって、さまざまな機能が停止してしまい、最終的には死に至ります。

遺伝子治療は、これまで述べてきたように、がんを抑制する遺伝子を注入することで、がんの増殖をストップさせたり、アポトーシスに誘導することができます。

私の方法は、ＣＤＣ６ｋｄＲＮＡ、ＰＴＥＮ、ｐ16、ｐ53という治療タンパクを、病状に応じて点滴投与や局所注入し、がんの増殖をストップさせたり、がん細胞をアポトーシスにもっていくというものです。

このときに、「免疫療法も併用するとどういうことが起こるか」です。

免疫療法の最大の弱点は、がんの抗原を免疫細胞が認知できないことでした。しかし、遺伝子療法を行えば、がん細胞はアポトーシスによって自滅するわけですが、このときに、がん細胞が自分の内側に隠していた目印（抗原）を吐き出します。がん細胞は、表面的には、正常細胞の顔をしています。だから、免疫細胞は、がんを敵だと認識できません。

しかし、破壊されると、中にあった「自分は正常細胞ではない」という印が表に出てきます。免疫の司令塔である樹状細胞は、この飛び出した抗原をぱくりと食べて、これが敵の正体だと、Ｔ細胞に教えます。そうなると、Ｔ細胞は、ものすごい力を発揮して、がん細胞に攻撃を仕掛けるのです。

例えば、乳がんの患者さまに遺伝子治療タンパクを局所注入すると、がんに対して多くのリンパ球が浸潤し、軽い炎症をおこします。この時、免疫が、がんを攻撃している病理像を得ることができます。

つまり、遺伝子療法と免疫療法を上手に併用すれば、がん細胞のアポトーシスにより、排出されたがんタンパクを免疫が感知し、その後、がんを攻撃するという、二つの作用が同時に働くので、より効果が高まります。

また、遺伝子療法と免疫療法を併用する方法は、再発防止や転移したがんにも効果が期待できます。

私の場合は、遺伝子治療の局所注入を行ったあと一週間くらいしてから、未熟な樹状細胞を腫瘍に打ちます。そうすると、未熟な樹状細胞は、遺伝子治療の効果でくずれたがんの抗原を食べ、T細胞にがんの情報を与えます。その後、がんを感知したT細胞が増加します。しかし、多くの患者さまは、抗がん剤の影響などにより期待されるほどT細胞が増加しません。

そこで、今度はT細胞を培養して増やした上で、体内に戻します。そのT細胞は、がん細胞を認識していますから、がん細胞を攻撃する可能性が高まります。

局所の遺伝子治療を行ってから、局所に未熟な樹状細胞を投与し、次にがんを感知したT細胞を取り出し、培養して投与します。また、この後にNK細胞を投与することもあります。これが、私の考える、最も効果的な、遺伝子治療＋複合免疫療法です。

遺伝子治療によって、治療タンパクが全身を巡り、がん細胞に入り込んでアポトーシスをさせることで、再発の予防ができる上、ここに免疫療法が加われば、免疫細胞も全身を巡って、遺伝子治療が作用したがん細胞を見つけ攻撃を仕掛けるのです。転移しているがんに対しても、同じように、遺伝子治療による効果と免疫療法による効果が掛け算になって現れます。

私は、遺伝子治療＋三大療法をおすすめしています。これだけでもよい結果が出る方がたくさんいます。しかし、それでも心配だという方は、ぜひ、ここに複合免疫療法を加えてください。

あるいは、免疫療法をやっているのだけれども、なかなか効果が出ないという方は、大抵の場合、免疫力は高まっていても、免疫細胞ががんを非自己と認識していないために効

果が上がっていないのですから、がん細胞を非自己化させ、免疫療法の効果を高めるために、遺伝子治療を加えることを考えてみてください。

免疫療法というのは、残念なことですが、現在のところ非常に高額な治療法です。受ける際には、決心も必要だった方も多いでしょう。せっかく高まった免疫力を十分に使い切るためにも、遺伝子治療との併用はとても役に立つと思います。

再発リスクが激減する可能性が期待できる

遺伝子治療と免疫療法をどう組み合わせていくか、状況に応じて、方法は違ってきます。遺伝子治療と免疫療法の違いは、遺伝子治療はどの段階であっても、同じような方法で治療ができますし、効果に大きなばらつきがありません。しかし、免疫療法は、がんの進行の度合いによってやり方が違ってきたりします。そして、効果についても、ばらつきがあります。

「がんが見つかって、まだ治療を受ける前です」といった状況で相談していただければ、治療の方針を立てやすくなります。

木村先生のＡＫＴ－ＤＣ療法が受けられる可能性もあります。もちろん、ＡＫＴ－ＤＣ療法の場合は、手術ができる状況であるというのが前提です。

手術のときに、先ほどもお話ししたように、転移のないリンパ節を探して、それを取り出して、リンパ球を培養します。抗がん剤や、場合によっては放射線治療も、可能な範囲で追加した方が治療効果はさらに上昇します。

そして、培養したリンパ球を体内に戻します。これらのリンパ球は、がん細胞を認識したT細胞ですから、体内に入るや、がん細胞に対して、すぐに攻撃を仕掛けます。そこに、遺伝子療法が加わることで、効果はさらに高まります。転移があってもがん抑制遺伝子と免疫の力で、消すことも可能ですし、再発のリスクも激減します。

ＡＫＴ－ＤＣ療法を選択できない場合はどうすればいいでしょうか。

木村先生とその関係の先生しかやっていない治療法ですから、どこの病院でも理解を示してくれるわけではありません。もし、手術をする前でしたら、手術で切り取ったがんの切片をもらえないか交渉します。ちょっと手間のかかることですが、がんを消せる可能性が高まるのですから、やるべきでしょう。免疫療法の効果を高めるためには、このようないくつかの要因が必要です。

しかし、遺伝子治療は、こういうやっかいな手間がかかりません。手術前であろうと、手術後であろうと、局所であろうと、全身であろうと、手術ができてもできなくても、同じように治療ができるのが、遺伝子治療の大きな長所といえるでしょう。

免疫療法を併用する場合には、がんの切片が手に入ると、とても効果は高まります。手術でとったがんをすりつぶして、それを樹状細胞にまぶし、がん抗原を樹状細胞に記憶させて患者さまの体に戻します。そうすれば、樹状細胞の指令を受けて、体内のT細胞ががんを攻撃する体勢になります。遺伝子治療の効果に、免疫療法の効果が加わり、がんが消えてしまう確率は高まります。

すでに手術が終わってしまってがんの切片が手に入らなかったり、手術ができないほどがんが進行していたり、再発だったりした場合も、遺伝子治療と複合免疫治療が効果的です。腫瘍に遺伝子治療たんぱくを注入したのち、同じ部位に未熟な樹状細胞を注入します。

その後、Ｔ細胞やＮＫ細胞を増やして投与すれば、さらに効果が高まります。

こういう進行したがんであった場合、遺伝子治療だけでも消せることはありますが、そこに免疫療法が加われば、さらに効果が上がり、鬼に金棒ということになります。

こういう形で、私のクリニックでは、遺伝子治療を中心に、さらに確実な効果をあげるために、ハイレベルな免疫療法を作ることができる虹橋クリニックと連携して、複合免疫治療など工夫を積み重ね、日々がんと戦っています。

がんというのは、簡単な病気ではありません。遺伝子治療を使えば、注射ひとつで治りますよといいたいのですが、かなり成果は出ているものの、まだまだそこまで言い切ることはできません。

がんの治療において、ひとつの治療法だけでは絶対に不完全です。どんな治療法にも足りないところがあります。それをほかの方法で補っていく。私は、強敵であるがんとの戦いにおいて、その姿勢を忘れないようにしたいと思います。

何事も、おごりが出てくると、そこにほころびが生じるものです。勝ってかぶとの緒をしめよという言葉がありますが、いい治療法に出会ったときこそ、そして治療がうまくいって、経過がいいときこそ、油断は禁物です。

医学界の叡智を集めても、なかなか克服できなかったがんです。遺伝子治療は、がんを克服する鍵を握っています。ここから、さらに研究や臨床が進んで、最終的には確実にがんが消える技術を確立できればと願っているところです。

第五章

もし、いまのがん治療で悩んでいるなら「遺伝子治療」の具体的プロセス

まず、患者さまが知るべきこと

ここまでお読みになられて、遺伝子治療については、かなりご理解いただけたと思います。最近の患者さまは、本当によく勉強されています。本で読んだり、ネットで調べたり、講演会に出かけて行ったりと、とても熱心に、がんのこと、治療法について調べておられます。

以前は、「お任せします」という患者さまがほとんどでした。

医療には専門的な知識が必要ですから、専門家である医者に任せておくのが一番だと考えられていたわけです。医者にとっては、そういってもらえるのはありがたいのですが、病気の当事者は自分であるということを考えれば、完全に「お任せします」では、治ると思って辛い治療を受けたあとに、再発してしまったら後悔だらけになります。

再発してしまい、この標準治療をしましょうと言われ、効果なく時間が経過し、がんが末期まで進行して、もう治療法がありませんといわれたら、さらに辛かった思いと後悔しか残りません。

だから、わからないなりに、自分の病気のこと、治療のことを勉強して、診察のときには、質問の一つか二つはできるようになっていてほしいと思います。

医者は専門家ですが、体のことなら何でも知っているわけではありません。いまは、専門分野が細分化されていて、自分の専門である、組織や臓器などの限られた部位については詳しくても、ほかの部位に関してはあまり知識がないという人もいます。

まして、遺伝子治療というと、最新の治療法であり、大学の医学部でも本格的に学ぶことはありません。ですから、ほとんどの医師が、この本に書かれている、非常に初歩的なこともご存知ないかもしれません。

試しに、いまお世話になっている主治医の先生に、遺伝子治療のことをお聞きになるといいでしょう。すらすらとお答えになられる方は非常に少ないと思います。それは仕方のないことです。医学の世界は、常に新しい研究がなされています。日々、進歩しているのです。まさに「日進月歩」の世界です。医師もその情報にいつもアンテナを張り巡らせていないと、置いてきぼりを食うことになってしまいます。

しかしながら、自分の専門以外のところにまで目を向ける余裕がないのが現状なのです。さらに、標準治療以外は認めないし、よく分からないという医師が多いのも事実です。だから、患者さまは、家族と一緒に、広く情報を集め、気に入った治療法があれば、その専門家を訪ねて、さらに詳しく話を聞くということが大切です。

私のクリニックにも、書籍や雑誌などで遺伝子治療のことを知って訪ねて来られる方がたくさんいます。「お任せします」ではなく、患者さま自身が自分で考え、判断できるよう、私は一～二時間かけて、患者さまの病態や状態、受けるべき治療などを、ていねいに説明をするようにしています。すると、多くの患者さまが、ここまで説明されたことは今までなかったし、はじめて自分の病態がわかりました、といわれます。このように患者さまが、自身の病態や今後の治療方針を十分理解した上で、自分で決めて、納得して治療を受けるべきだと、私は思っています。

よくわからないまま受ける治療では、治ればそれでもいいのですが、期待したほどの効果が出なかったとき、患者さま自身が悔やむことになりますし、次にどう対応していいかもわかりません。

遺伝子治療に興味をもたれた方は、この本を、何度か読んで、私のクリニックへ来ていただいて、わからないことがあれば、納得するまで質問していただいて、遺伝子治療を受けようと決断してくだされば と思っています。

遺伝子治療はどう進められるか

ここで、私のクリニックで行っている遺伝子治療の流れをご紹介します。

まずは、患者さまの病態についてのていねいな説明です。その後に遺伝子治療がどういうものか、今後の治療方針などを、一～二時間かけてわかりやすく説明します。

(1) 初診・医療相談

まず、医師が治療内容などについての詳しい説明をします。患者さまの症状の経過や現状をもとに、画像なども利用しながら、現在の病態をくわしく説明をします。

その後、遺伝子治療についてわかりやすく説明し、よく理解していただいた上で、今後の治療方法に関する提案が行われます。

また、初診時から、遺伝子治療専門のコーディネーターが患者さまをサポートするシステムとなっています。わかりにくいことや、直接医師に聞きにくいことなどあれば、気軽に質問をしてください。コーディネーターは、患者さまの心強い味方になってくれると思います。

(2) 治療実施を承諾したら同意書にサイン

事前説明を聞かれて、治療に同意された場合は、次のステップに進みます。

重要なのは、現時点では、遺伝子治療で使う治療タンパクは、アメリカのローフェン博士から直接購入しているため、厚生労働省の承認は受けていないことの告知です。これを承知していただいた上で、治療実施に同意された場合は、同意書にサインをしていただきます。

（3）「患者会」への登録、治療タンパクの発注

遺伝子治療は、わが国ではまだ治療例が多くないので、安全に使用するために副作用や治療効果を集計して分析する患者会への登録が必要になります。患者さまが安心して遺伝子治療を受けられるように、治療のデータ（体温の変化、血圧変化、その他の副作用など）を集計しています。

また、治療後には効果を判定し、症例の検討会も実施しています。

患者さまに安定した治療と安心を提供するために、認定医療機関制度を採用しています。

（4）治療開始

患者さまの症状や治療環境にあった具体的な治療計画を立て、治療前の検査（血液検査など）を行います。治療は、基本的には点滴投与が中心です。治療法に個人差はありますが、約二〜三カ月で計六回の投与を行い、これを一クールとします。

（5）効果の測定

一クール（六回の治療）終了後に、腫瘍の縮小率や腫瘍マーカーの低下などで効果を判定します。

（6）治療実績

完全寛解（腫瘍がほぼ消失） 10％
部分寛解（腫瘍の縮小率50％以上） 30％
不変（腫瘍の縮小率50％以下から増大率25％以下） 50％
進行（腫瘍の増大率25％以上） 10％

腫瘍が小さくなったのが40％、がんは大きくなるのが当たり前ですから、不変も効果があったと考えられます。

ずっと不変が続けば、患者さまは普通に生活ができるわけです。それまで入れれば90％

に効果があると言えます。なかなかこういう治療はないと思います。

それも、ほとんどがかなり進行していたり、再発だったりする患者さまです。標準治療では治らない方々です。そういう方々にこれだけの効果があるということですから、私が夢中になるのもおわかりになるかと思います。

（7）副作用について

よく効く治療や薬は、副作用がひどいといわれます。抗がん剤が嫌われるのは、嘔吐や脱毛、下痢といった症状や、骨髄抑制、間質性肺炎などの重篤な副作用がつらいからです。

遺伝子治療の場合、治療タンパクを入れますのでアレルギー反応が出ることがあります。しかし、それは1％足らずのとても低い確率ですし、治療中の軽度な発熱や抗原抗体反応に対して、治療前に解熱剤や少量のステロイド剤を使うので、ほとんど副作用が出ることはありません。遺伝子治療は、効果が高くて副作用がないというりれしい治療法なのです。

いまの主治医、治療法とどう折り合うか

　ここからは、がんにならないためにはどうしたらいいかとか、がんになったらどうするかといった、がんとのかかわり方について、なるべく実践的なことをご紹介していこうと思います。

　まずは、私のクリニックへ来られる人、遺伝子治療を受けたいと思っている方の多くが直面して、どうしたらいいかと困っている壁についてお話しします。

　それは、ずっとお世話になっている主治医の先生との関係です。

　非常に残念なことですが、がんを専門とする医師の中にも、遺伝子治療のメカニズムをきちんと理解している人は少ないと思います。その効果についても、しっかりと認めている医者は現在のところ、多数派とはいえません。

　基本的には、がんの治療は、手術と抗がん剤と放射線だけだと考えています。ほかには、

ホルモン療法や漢方薬を補助的に使っている方はいますが、三大療法が絶対であるという考え方は根強くあります。

そういう医者に、「遺伝子治療はどうでしょうか?」と質問しても、「あれはいいからすぐに受けたほうがいいよ」とはいってくれないでしょう。場合によっては、よく分からないにもかかわらず、露骨に不快な表情を浮かべる医者もいるかもしれません。また、医者によっては、「私のいう通りにしないならほかの病院へ行ってください」と、治療を拒否するようなことをいうこともあります。つまり、標準治療以外のものはすべて認めないということです。患者さまとしては、主治医に見捨てられるのはとても不安です。そこまでいわれるなら、このまま治療を受けようかと、遺伝子治療をあきらめる方も多いようです。

こういうときに考えていただきたいのは、だれの命なのかということです。いわずもがなのことですが、患者さまご自身の命です。自分にとって何が大事か、何が必要か、自分自身のために考えてみてください。

その結果、主治医の意見に任せるということでしたら、それはそれで立派な決断だと思

います。私はその意志を尊重したいと思います。しかし、主治医に遠慮して、自分がこうしたいという思いを抑えてしまうのはいかがなものでしょうか。

あとになって悔いが残ったりします。がんが再発して、主治医に言われるまま抗がん剤治療を受けたけれど進行を止められず、やがて末期となり「もう治療はありません」「緩和ケアに行ってください」と言われ見捨てられる。そんな後悔はしてもらいたくないと思います。ここは、何よりも自分の命を大切にするという大原則で選択をしていただきたいというのが、私の願いです。

そのとき、主治医の先生に、「遺伝子治療を受けます」とはいい出しにくいという方もたくさんいます。そんなときは、主治医の先生にはあえて説明せずに、私のクリニックに来てください。私は臨床例よりも一人一人の患者さまの命を大切に考えますので。

これまでの検査データを主治医からもらうのも気が引けるという人は、何ももたずにお越しください。こちらで、改めて検査をして、治療の方針を決めます。

とにかく、私ども医者が考える以上に、患者さまは医者に気を使っているようです。医者の考えと違う意見をいうことにためらいやストレスを感じるようです。私などは、どんどんと意見を言ってもらってけっこうというタイプですが、世の中には、そういう医者ばかりではないみたいです。

「いまの治療法でいいのか」「治療したのに悪化している」など、ストレスを感じてまでがんばる必要はありません。

そうした不安解消のために、こちらが誠実に対応します。とにかく、遺伝子治療の可能性に関心を抱かれるなら、ぜひ私のクリニックをお訪ねください。

患者さまの病状、治療経過などを精査し、患者さまの状況に応じて対応するようにしています。これまでの治療はそのまま受け続けてもらってけっこうです。まれには、抗がん剤を変更したり、やめたほうがいいと私が思うケースもあります。そのときには、主治医の先生の理解を得られるような対応法、これまでの関係に悪影響を及ぼさないような説明の仕方をお教えしますので、安心してください。

笑い話のようですが、ある患者さまが、主治医に内緒で遺伝子治療を受けました。

その患者さまは、抗がん剤治療を受けていましたが、思わしい効果が得られませんでした。ところが、遺伝子治療をはじめると、がんはどんどんと小さくなっていきました。これまでの治療ではなかったことです。もちろん、患者さまは大喜びです。

しかし、同時にそれまで通りに、抗がん剤の治療にも通っていました。

主治医の先生は、自分が処方した抗がん剤が効いたと思い込んでしまいました。主治医の先生は「今度、学会で症例報告をする」と張り切っているとのことでした。そんな話を、患者さまは明かしてくれました。

私としては、患者さまも主治医の先生も喜んでいるのですから、「結果オーライ」ともいえます。それでいいのかなと考えないわけではありませんが、私自身、医者として遺伝子治療を施したことを上手に伝えたほうが親切なのかなとか、思うこともあります。

いずれにせよ、患者さまはがんが小さくなり、喜んでいるのですから、がん治療としては大成功ということになります。

まずは、自分の命を大切にすること。がんを治すことを、私も患者さまも第一に考えることです。

いたずらに主治医の先生を不愉快にさせたり、怒らせることは私の本意ではありません。あえて遺伝子治療を受けたいという意志を主治医の先生に伝えることはありません。たしかに遺伝子治療への理解が医学界で広がっていないことは、それを推進する医者としては悲しいことではあります。

しかし、何度も述べるように、患者さまの命が最優先です。私の元を訪れる患者さまの多くが、治療効果を実感していますが、主治医の先生に遺伝子治療を受けていることを明かしてはいません。主治医の先生とのことは、病状が改善された後に考えればいいのではないでしょうか。

まずは、患者さまの命が第一です。

食生活を軽視してはいけない

日本では、いまや、がんは二人に一人が罹る病気となりました。三人に一人はがんで亡くなっています。高齢化のために、必然的にがんが多くなったともいわれていますが、弱年齢層のがんが増えているのは、どう説明すればいいのでしょうか。

そのヒントになるのが、アメリカです。

アメリカでは現在、がんが減少しているのです。食生活の影響があるといわれています。かつて、アメリカはがん大国でした。たくさんの方ががんで亡くなっていました。心臓や脳の疾患で亡くなる方も多くて、死亡率の高い病気に対して国を挙げて対策を講じるようになりました。

アメリカの食生活といえば、ステーキにハンバーガー、フライドポテト、それにデザートは砂糖と生クリームがいっぱい入ったケーキといったものでした。高脂肪、高たんぱくの食事です。

しかし、がんと心臓、脳の疾患という病気が増えたことで健康食ブームが起こりました。野菜、果物、豆類を食べるようになってきました。日本食も、健康にいいということで、日本食レストランも増えたようです。

ここ数年で、アメリカ人の野菜の摂取量は日本人の一・二倍になりました。野菜をあまり食べなかったアメリカ人が野菜を食べるようになり、野菜をたくさん食べていた日本人が欧米の食事をするようになり、がんの罹患率も逆転するようになってしまったのです。

野菜を中心とした食事は、免疫力を高めると考えられます。また、遺伝子を傷つける活性酸素を中和する働きも認められています。

何度も述べますが、だれの体内でも、一日に五〇〇〇個ほどのがん細胞ができています。それを、がん抑制遺伝子と免疫力が排除することで、私たちはがんにならなくてすんでいます。

しかし、がん抑制遺伝子に傷がつき、免疫力が低下していると、がん細胞は、まるで無人の野を行くようにどんどんと成長していきます。それに対して野菜をたくさん食べることは極めて有効です。遺伝子を守り、免疫力を高めることで、がんになるのを防ぐことができるのです。

小学生でも理解できることですが、食べ物が体を作るわけです。ですから、がんになりたくなければ、食生活に注意を払うのは当然のことです。とはいっても、あまり極端な食事療法は、ストレスになってしまいます。適度な健康食というのがいいだろうと思います。ときには、友だちと楽しく食事をすることも大切なことです。

がんにならないためには、ある程度、食生活に気を配って、野菜を多めにしたメニューを考えたほうがいいでしょう。

ただし、がんになってしまったら、もちろん、食生活には気をつけていただきたいのですが、それだけで治そうというのは、難しいと思います。いろいろな方法を組み合わせていく中に、食事も入ってくるという考え方でいいでしょう。

しかし、何か柱になる治療法があってこそ、食事療法が効果を発揮するのです。ですから、私は遺伝子治療を柱にして、その上で、食事にも気をつけるということでいいだろうと考えています。

遺伝子治療を柱に据えておけば、野菜ばかりを食べるのではなく、たまには知り合いとおいしいステーキを食べに行くというのもまったく問題ありません。居酒屋でお酒を飲んでいいでしょう。たとえがんであっても、必要以上に厳しい食事制限をする必要もなく、生活の自由度がとても高まります。

がんの発見や治療は「早い者勝ち」

もっとも効果的ながん対策というのは何だと思われますか？

さんざん、お聞きになっていると思います。しかし、耳にタコができても、私はこれを言い続けなければなりません。それは早期発見、早期治療です。早い段階でがんが見つかれば、治療はとても楽です。

現在は手術の技術もすごく進んでいますので、医療機関によってはお腹を開けなくてもがんを取り除くことができます。ただし、早期であっても、進行がんよりは少ないけれど再発の危険性はあります。このような抗がん剤を使わない早期がんであっても、遺伝子治療などを含めた対策はとっておいた方が良いと思います。

がんを早期に発見するためには、きちんと検診を受けることです。検診を受けて早くがんを見つけてすぐに治療を受ける。これが、がん対策の王道です。

ところが、検診を受ける人は驚くほど少ないのが現状です。現在、日本人のがん検診の受診率は二割程度に過ぎません。これが五割になれば、がんによる死亡率が下がるのは間違いないと私は確信しています。

けれども「がん検診を受けていない」という人が多いのが現実です。

理由としては、体調が悪くないのにどうして受けなければいけないのかと思う人が多いようです。

しかし、がんというのは、がんそのものが小さいうちは、苦痛になるような症状は出ません。症状があっても、しばらくすれば良くなるという程度のものです。

逆にいうと、検査を受けないといけないというような苦痛が出るようだと、それはかなり進行していると考えたほうがいいでしょう。

仕事が忙しくてなかなか検査を受けられないという人もいるでしょう。

しかし、がんが進行すれば、仕事どころではなくなります。それを考えれば、忙しくてもちょっと時間をとって検診を受けるべきです。

仕事優先だからといって、一時の時間を惜しんで早期発見の機会を逃すよりは、結果的にはいい仕事ができるのではないでしょうか。

たとえば、検診を受けて胃潰瘍が見つかったとしましょう。放っておくと、胃がんになってしまう可能性もあります。そこで、この段階でピロリ菌陽性なら、それを除去してしまえば、胃がんになるのを予防することにもつながります。

検診に行かずにいると、発見されるのは胃がんになり、かなり進行してからです。検査を受けてピロリ菌を除去するくらいなら、ほとんど会社を休まずにできることです。しかし、胃がんになってしまうとそうもいきません。まわりにも迷惑をかけてしまいます。

がんというのは、一個のがん細胞が約二七回の分裂を繰り返して、約3～5㎜の大きさになります。三〇回で1㎝以上です。5㎜以上になると検査で見つけられます。ここまで成長するのに、約五年～二〇年かかります。

これを放置しておくと、一気にがん細胞の数が増えていき、二年から五年で、末期がんとなって、「手遅れです」と診断されるまでになってしまいます。早期発見がいかに大切か、わかっていただけるでしょうか。

ですから検診は嫌がらず、面倒くさがらずに、まめに受けることをおすすめします。

「がん検診」は必要不可欠

がんの検査は、一般的には、はじめにX線検査や超音波検査を中心とした画像検査と血液検査が行われます。そこで、がんの影が見つかったり、腫瘍マーカー(がんの発生によってできた特定物質)が高いといったことがあれば、がんの可能性が高くなります。

そこで、より詳しい情報を得るためにCT検査(コンピュータを使用した画像検査)やMRI検査(電磁波と磁気などを利用し、体の断面を撮影する検査)が行われます。

最近では、がん細胞の多くが糖を使って分裂するという特徴を利用した検査方法が確立しています。通常細胞が分裂するときの五倍の糖を使うというがん細胞の性質を利用して、糖の集積状況でがんの広がりを診断できるPETやPET-CTという検査装置がよく使われるようになってきました。この検査ですと、小さながんや転移も見つけやすくなります。

ＰＥＴ－ＣＴを使うと、５㎜から10㎜程度のがんも見つけることができます。

この状態で見つかれば、いわゆる早期がんですから、治療もやりやすくなります。しかし、５㎜のがんであっても、がん細胞の数にすれば一億個です。そして、五年～二〇年近い歳月を要して成長してきたがん細胞の塊です。

彼らも、生きることに必死です。そうやすやすとは退治させてくれないでしょう。90％は取り除かれても、残った10％で生き残ろうとするわけです。がん細胞の生存への執念が、再発へとつながっていきます。

がんを手術で取り除き、治りましたといわれても、そのうち五〇％近くの人が再発で病院へ戻ってくるというのは、それだけ、がん細胞は生命力が強いということで、いくら「治りました」といわれても油断はできないのです。

５㎜以下のもっと早期のがんを見つけようと、さらに進んだ検査としてがん遺伝子検査というのも行われるようになってきました。

血液を採取するだけでがんの存在やリスクがわかるというすぐれた検査です。これからは、遺伝子治療とともにがん遺伝子検査ももっと一般化していくことと思います。そうなれば、がんで亡くなる方は一気に少なくなっていくはずです。遺伝子の異常から発生するがんに対して、治療も診断も遺伝子レベルで行われるというのが、これからのがん治療の流れではないでしょうか。

さらに、最近テレビなどでも紹介されて話題となっているのが、わずか一滴の血液や尿から、短時間でがんの有無や種類を診断することが可能になるということです。

一滴の血液からがんを診断する方法とは、がんが免疫に攻撃されたときに血液中に溶け出る「ヌクレオソーム」という物質があり、特殊な金属に血液を付着させ、蛍光顕微鏡で観察すると、ヌクレオソームを大量に含むがん患者の血液だけが発光するそうです。

「線虫」という長さ1㎜ほどの微生物を使った尿検査で、がんの有無を診断する方法も画期的です。線虫は、がん患者の尿には誘引行動を、健常者の尿には忌避行動を示すというのですから驚きです。

これらの検査は、1㎜程度のごく初期のがんであっても、その有無を診断できるそうです。数年後の実用化が視野に入っているようですが、現在の画像診断ではこの大きさのがんを見つけ出すことはできません。場所が特定できなければ、標準治療を受けることは難しいですが、遺伝子治療であれば、全身のがん細胞に効果が現れるので、消し去ることができるかもしれません。

どこにあるかもわからないがんを、発症前に治療する。そんな夢のような話が現実味を帯びてきています。

「遺伝子治療」は患者さまの希望を生み出す

がんと診断されたとき、だれもが動揺するし、慌ててしまうし、中にはパニックになってしまう人もいます。

それは仕方のないことかもしれません。なにしろ、がんという病気は、長年、死因の一位を独走し年々増加している病気ですし、不治の病というイメージが定着しています。

「インフルエンザですね」と診断されたときと同じ気持ちでいなさいというのが無理な話

です。

しかし、できれば、慌てたり、絶望したりするばかりではなく、こういう一大事だからこそ、冷静にどう対処していくかを考えていきたいものです。

がんとひと言でいっても、どこの部位にできたどんな種類のがんなのか、どこまで進行しているのか、転移はあるのかといった状況によって、治療の方針というのは、まったく違ってきます。

早期のがんなら、手術や放射線治療をすればひとまずは治ってしまいます。進行していても、決して絶望する必要はないということは、第二章で紹介した症例を読んでいただければわかると思います。

まず、がんの種類別に考えてみましょう。

がんの種類でいえば、肺がん、すい臓がん、肝臓がん、胆のうがん、食道がんなどは、治癒しにくい難治性のがんです。肺や肝臓、すい臓は、血流やリンパ流が多く、がんの進行に伴い比較的早い時期に転移を起こすからです。

食道は、胃や大腸と違って、外側に漿膜という硬い膜がないためリンパ節や周囲に転移しやすい部位です。ダブリングタイム（がん細胞が一つから二つに分裂するのにかかる時間）が短いがんは、分裂が盛んで増殖が速いため、治りにくいとされています。

がんと診断されても、がんの状態によって、対処の仕方も違ってきます。まずは、自分のがんがどういう状況なのかを知ることです。

私たちの施設では、遺伝子治療が柱になっていますが、次のような形で遺伝子治療を組み入れています。

改めて整理してみましょう。

①手術の前に、転移の予防・がん縮小を目的として遺伝子治療を併用。
②手術後の再発予防として、がん細胞が最も少ないときに遺伝子治療を併用。
③術後、再発してしまい、抗がん剤や放射線の効果を高めるために遺伝子治療を併用。
④手術の適応がなく、抗がん剤や放射線の効果を高めるために遺伝子治療を併用。

何度も述べるように、遺伝子治療は、まだまだ社会的に広く認知されている治療法ではありません。

手術、放射線、抗がん剤などの治療を受けたものの、改善どころか悪化の一途をたどる方が私の元を訪れるケースが後を絶ちません。患者さまによっては、「溺れる者は藁をもすがる」という形で治療を受けることも多いのです。

つまり、③とか④の方が多いのですが、できれば、もっと早い段階で、遺伝子治療を併用していればと、いつも思います。患者さまも私の話を聞いて、もっと早くに遺伝子治療を知って治療を受けていればと後悔される方が大半です。

もちろん、進行したがんや再発したがんでも遺伝子治療で消えることもありますが、それればかりではなく、もっと早い段階で、再発予防の治療をしておけば、再発のリスクはとても小さくなり、患者さまも再発の恐怖におびえることが少なくなります。本来なら遺伝子治療が保険適応となり、がんになっても全員が遺伝子治療を受けることで、再発率を下げることができればいいと考えています。

がんは特別です。がんが見つかって、手術でほとんど取り切れても、目に見えないがん細胞が体全体に広がっている可能性があります。それを抗がん剤で叩くわけですが、抗がん剤が効かないがん細胞がわずかでも混在していると、その残ったほんの少しのがん細胞が増殖して難治性の再発を起こすのですから、こんな残念なことはありません。

手術で体にメスを入れ、抗がん剤のつらい治療を受けたのに、ほんのわずかの抗がん剤が効きにくいがん細胞が残ったことで、それが台無しになってしまうわけです。

そうならないように、ぜひ、早い段階で、抗がん剤が効きにくいがん細胞にも有効な遺伝子治療を受ける必要があると、私は痛切に感じています。

医師と患者さまとの信頼関係が、がん克服の大きな力になる

まずは、自分のがんの状態を知ることが大切だというお話をしましたが、そのためにも、主治医の先生とは、納得するまで話し合っていただきたいと思います。

わからないことは、どんどんと質問することです。何しろ、自分の命がかかっていることですから。そのときに、「素人は黙ってなさい！」などといって、話を聞いてくれないような医師なら、本当にこのドクターに治療してもらっていいのか、心から信頼できるの

か、じっくりと考えたほうがいいのではないでしょうか。

主治医とのコミュニケーションは、がんと闘う上で、何よりも大切なことです。主治医とのコミュニケーションが、なぜ大切かというと、相互の信頼関係が築かれていれば、患者さま自身が、「がんばってがんと闘っていこう」という気持ちになれるからです。心の状態が治療にも影響を及ぼすというと、どこか非科学的に聞こえるかもしれませんが、すでに精神腫瘍学という学問領域で、心ががん治癒に及ぼす影響は研究されていて、がんを治癒させる上で、どんな気持ちで治療に臨むかは決して無視できないということもわかってきています。

本当の名医というのは、患者さまとの信頼関係をうまく築き上げ、患者さまを「治ろう」という気持ちにさせてくれます。その上で、患者さまの状態に応じた適切な治療を施すことで、厳しいと思われたがんを治癒にもっていくこともあるのです。

また、代替療法といわれている、西洋医学以外の治療法とのかかわり方も無視できません。本やネットで調べれば、がんが治るというサプリメントやさまざまな治療法が、たくさん出てきます。

しかし、がんセンターや大学病院で「こういう治療があるようですが」と、その情報を先生にぶつけても、とても残念なことですが、ほとんどの場合、「そんなのは迷信です」「エビデンス（医学的な根拠）がありません」と却下されるケースが多いのもまた事実です。「そんな治療法をやりたかったら、他の病院へ行ってください」と、冷たくいわれることもあります。

私も、科学的な裏付けがはっきりとしていない治療法に頼るのは危険だと思っています。しかし、だからといって、「そんなのは効かない」と決めつけるのも賛成できません。

もちろん、西洋医学を拒否して代替療法だけに頼ろうとするのは、私の立場からいえば、無謀なことだと思います。代替療法は、免疫力を高めたりすることでがんを縮小させる方向に影響を及ぼすことも考えられますが、あくまでも、メインは西洋医学的な治療を行い、補助的な方法として代替療法を利用するのが本筋だろうと、私は考えています。

がんを告知されても、いたずらに悲観せずに、自分で情報を集め、信頼できる医師と力

を合わせて、自分のために今は何が最良の方法なのかを探って、がんに立ち向かってください。どんなに進行していても、希望は失わず、がんと闘う、がんと上手く付き合って生きる、という気持ちをもち続けてください。

がんとの闘いは長く続きます。検査の結果を参考にしつつ、でも、検査結果に一喜一憂することなく、そのときどきの状況に応じて治療法を選択してくだされぱと思います。

インフォームドコンセントとセカンドオピニオン

最近は、インフォームドコンセントとかセカンドオピニオンとか、患者さまの立場や権利を守るためのシステムも整備されてきています。これを、十分に活用されることをおすすめします。

インフォームドコンセントというのは、一般的には、治療前に医師が患者さまに症状や治療法を説明することと理解されていますが、もっと正確にいうなら「治療側が患者さまの病状に関する情報を十分に開示したうえで、患者さまから検査や治療の同意を得ること」となります。「インフォームド」とは「情報が示される」であり、「コンセント」とは「同意」のことです。

つまり、医師が治療の説明をしてくれれば、それでインフォームドコンセントは終わりということではありません。患者さまがその説明に納得し、検査や治療に同意するというところまでやらなければいけないものです。

ですから、患者さまは、病状や治療法について少しでも理解できないことがあれば、納得がいくまで医者に尋ねることです。理解できないのは一方的に自分の知識が足りないからと思ってしまいがちですが、そうではありません。一般の人に医学的な専門知識を求めるほうがおかしいわけで、医学的知識のない人にもわかるように説明するのが医師の役割でもあるのです。

もちろん、患者さまも、少しでも理解できるように、自分の病気や治療について、少しは勉強をしておく必要があります。がんと診断されて大きなショックを受けていて、正しい判断ができないような人や、高齢者で医学的な説明が理解できにくい人などは、だれか主治医ときちんと話ができる人と同行するということも考えてください。

インフォームドコンセントは、医師から患者さまへの一方通行のものではありません。話し合いの場です。理解も納得もできないまま医者任せにして、治療がはじまってから、こんなはずではなかったといっても、後の祭りです。そうならないためにも、ちゃんと理解した上で、納得をして治療を受けることが大切です。

セカンドオピニオンというのは、文字通り「二番目の意見」。自分の受ける治療が適切かどうか、主治医とは別の医師に意見を聞くことをいいます。患者さまとしては、そんなことをしては、「先生が気を悪くするのではないか」「先生が怒って、治療をしてくれなくなるのではないか」と心配になってしまうかもしれません。しかし、現在では、セカンドオピニオンは当たり前の時代になっています。堂々と「別の先生の意見も聞きたいので」と、紹介状を書いてもらい、検査結果も出してもらうようにしてください。

もし、セカンドオピニオンを申し出たときに、怒り出すような医者なら、私ならかかりません。患者さまのことを思うなら、セカンドオピニオンを行使することはとても大切なことだという認識がない医者に、いい治療ができるとは思えないからです。

実際には、セカンドオピニオンでも、同じような治療方針を伝えられることが多々ありますが、それはそれで、安心して治療を受けるためには有益なことではないでしょうか。

私は、自分自身を良医とは思っていませんが、自分が病気になって治療をしてもらうなら、良医は十人中三人程度だと思います。私のクリニックに訪れる患者さまの約半数くらいは、それまでに、この点があまりよくなかったとか、タイミングが違うという治療を受けて、再発してしまっています。このことからも、がん治療においては、セカンドオピニオンなどにより、常に最善の治療を受けることが、大変重要なポイントだと言えます。

守ってほしい！　医者が願う患者さまの心得

いい治療法と信頼できる主治医が、がんを治癒させる上では、とても大切なことです。

「いまの自分の状態はどうなのだろう？」

「どんな治療法がもっとも適しているのだろうか？」

「こんな治療法があるのだがどうだろうか？」

そういったことを、腹を割って話せる主治医であれば、希望をもってがんと闘うことができます。主治医も、たとえば、「遺伝子治療はどうでしょう？」と患者さまに聞かれて、自分がよくわからない場合、ちょっと調べてみるとか、詳しい人を紹介するとか、そういう態度をとってくれたら、患者さまとしては、どんなにうれしいことか。しかし、保険適応外の治療を認めない、という医師が大半なのが現実です。

ただし、医者にばかりに患者さまのことを理解する態度を期待するばかりでは、いい関係は作れません。医者という立場で「患者さまがこんなふうに接してくれたらありがたい」ということを、少しお話しします。

私は、インフォームドコンセントに来られた患者さまと一時間以上の話をします。「初めて詳しく説明してもらい、自分の病状が理解できた」「ここまで親身に話してくれた医師は初めてだ」などといわれる患者さまが多々いらっしゃいます。

何年も病院に通った患者さまからのこのような言葉は、大変切実に感じます。患者さまが自分の状態を理解していなければ、100％医者任せで、暗闇に放置された状態でまっすぐ歩いて下さいと言われているのと同じです。

私は、がんと闘う上で、患者さまやそのご家族には、自分たちの問題なので、出来る限りきちんと理解して考えてもらいたいと思っています。

きちんと自分のがんを理解しないと、自分にはどんな疑問や不安があるのかもわからなくなってしまいます。出来るだけ今までのことを整理して、今の状態から今後の治療を考える必要があります。

転移があるかどうか心配なら、その検査もできますし、転移があればあったで、対応策もあります。それをお話しして、納得していただければ、検査をして治療に入るという段階を踏めるわけです。

手術をしたけれども、再発が心配でたまらないということであれば、それに応じた方法もあります。

中には、どうしても抗がん剤は嫌だから、抗がん剤を使わずに治療をしたいという人もおられます。そういうときは、できるだけ、ご本人の希望に沿った方法を提示してあげたいと思いますし、でも、抗がん剤が効くような状態なら、そのことをお話しして、抗がん剤治療を受けるよう説得することもあります。

がんは進行していくもの。しかも一人ひとりが違う動態なのです。つまり、その状態状態で治療法も変わっていきます。

患者さまが来ました、検査をしました、がんが見つかりました、一番いいと思われる治療をしました、といった機械的な方法では、がんはなかなか治せません。

医者と患者さまが、しっかりとコミュニケーションをとって、両者の力を合わせ、進行していくがんに合わせた治療をすることで初めて、がんという大敵をやっつけることができるのです。

そういう意味で、医師とはいい関係を作ってください。それは、医師のいいなりになることではありません。自分の意見もはっきりといえて、お互いを尊重しながら自分が後悔しない治療に当たれるような関係です。

そういう医者は、決して少なくありません。多くの医者が、人の命を救いたい、人の役に立ちたいという思いで仕事をしています。ぜひ、納得できる医者の力を借りて、がんと闘っていただければと思います。

あきらめずに最後まで患者さまの味方になりたい

私のクリニックへお越しになる患者さまの中には、主治医から「もう治療法はありません」といわれて、絶望されている方もいらっしゃいます。

「もう治療法がありません」というのは、何とも冷たい言葉のように、私には感じます。本当に治療法はないのでしょうか。

私は、「治療法がない」と断言するのは間違っていると思います。正確には、その医者がやれる標準的な治療法はないということです。手術をしました。言われたとおりに抗がん剤治療も受けました。再発が怖いので他の治療も受けたいと言ったが、主治医にダメだと言われました。しかたなく、辛い抗がん剤治療だけをがんばって続けました。でも、再発しました。転移もあります。また抗がん剤を使います。しかし効果は薄く、がんはどんどん進行していき、最終的には、抗がん剤はもう使えません。放射線治療もできません。だから、もう治療法はありませんということが多いのではないでしょうか。

「緩和ケアへ行ってください」

患者さまはそういわれるわけですが、緩和ケアというのは、苦痛を取って死を待つ場所というイメージがありますし、実際にも積極的ながんに対する治療は行いませんから、患者さまとしてはショックです。

そういわれてもショックを受けないでください。少なくとも、その医者は治療法がないといっているわけですから、もう頼りにはなりません。

「ほかにいい治療法があるかもしれないから、一緒に探しましょう」といってくれるならいいでしょうが、ただ治療法がないと突き放すような態度であるならば、もうそれ以上のことを求めるのは無理です。

気持ちを切り替えて、自分で情報を集めるようにしたほうがいいでしょう。

私のクリニックへお越しになる患者さまたちは、私の著書や雑誌に出た記事を読んで遺伝子治療を知った方が数多くいらっしゃいます。

何かいい治療法がないかとアンテナを張っておけば、必ず、いい情報が入ってくるものです。「治療法がありません」といわれて、それを鵜呑みにして緩和ケアへ行ってしまえ

ば、そういうチャンスはなくなってしまいます。

医者は、治療のプロフェッショナルではありますが、どんな医者でも体のことなら何でも知っているわけではありません。自分の専門のことには詳しくても、それ以外のことにはとても疎いということもあります。プロのいうことを参考にするのはとても大切です。しかし、あくまでも参考であって、それが正解であるとはかぎらないということを覚えておいてください。

「もう治療法がありません」といわれたら、その医者には「ありがとうございました」と丁重にお礼をいって、すぐに次の行動に移ってください。

「治療法がないはずがない！」という信念で探しましょう。治療法がないといわれた何人もの患者さまが遺伝子治療によって、治癒したり、症状を大きく改善させています。さらにいえば、遺伝子治療以外にも、末期のがんからより延命できる治療法はあるはずです。

あきらめないでください。「もう治療法がない」といわれたら、逆に、「絶対に長生きしてやる！」と思うくらいの強い気持ちをもって、自分に合ったいい治療法を探してください。私のクリニックでは、「治療法がない」といわれた患者さまにも、遺伝子治療につい

て、ていねいにお話ししていますので、どうぞお訪ねくだされればと思います。

「余命宣告」は決して絶対ではない

「もう治療法がありません」といわれるのと同じようなショックなこととして、余命告知があります。いまは、比較的簡単に余命が告知されます。

私のクリニックにも、病院で余命何カ月と宣言されて、真っ青な顔をして来られる方がいます。もちろん余命宣告も、決して根拠なくいっているわけではありません。統計を使って、こういう症状の人なら、平均してこれくらい生きられるという生存期間を算出しています。

しかし、余命宣告は絶対ではありません。

その人の体力とか、免疫力だとか、ストレスのかかり具合、食生活など、人によって違いがあります。余命半年といわれた人が、がんの進行を止めて二年たっても元気でいるということはいくらでもあることなのです。

余命告知をされて落ち込むなというのは無理な話でしょう。しかし、そこから蘇ってくる人はたくさんいます。医者は神様ではありません。その人がどれくらい生きるかなど、決める権利もなければ、すべての医者がそれを読みとる能力を持つわけでもありません。とはいうものの、余命告知されるくらいの状態にある患者さまに対して施せる治療法というのは限られているということも事実です。

手術や抗がん剤、放射線という治療法では、すでに改善が望めないという患者さまもおられるでしょう。それが難しいから余命が告知されたわけです。

しかし絶望することはありません。三大療法以外の治療法に活路を見出すこともできますし、併用することで一歩でも二歩でも前へ進める治療法があります。とにかく探すことです。

余命告知されたからといって、その期間で亡くなっていかなければならないということはありません。多くの人が、がっくりと落ち込んで、闘う意欲をなくして、気力が低下してしまってがんに負けてしまいます。

ここは先ほどの「治療がありません」といわれたときと同じように、「絶対に治してやる！」という強い気持ちをもって、治療法を探してみてください。そして、この治療法でいくと決めたら、必死になって取り組んでください。

何度も述べますが、遺伝子治療のいいところは、抗がん剤治療や放射線治療と併用することができて、併用することで、抗がん剤や放射線の治療の効果を高められることです。さらには、前章で紹介したような免疫療法の併用という方法もあります。

がんと闘い、余命を越えたら「おかげさまでまだしっかり生きています」と、余命告知をした医者を訪ねてみてください。想像するだけで痛快ではないですか。実際にやるかどうかはともかく、それくらいの気持ちで治療に臨めば、回復へ向かう可能性はより高まります。

一緒になって、奇跡を起こそうではありませんか。「絶望から希望へ」「希望から実現へ」の道を歩もうではありませんか。私は、とことん、つき合わせていただきます。

家族の力も病状の改善に大きく影響する！

がんになって実際に治療を受けるとき、大きな病院で標準的な治療を受ける場合は、まわりに人たちが異議を唱えることは稀なことです。しかし、遺伝子治療を受けようというこ とになると、患者さま本人は受けたいと思っても、ご家族が反対することがあります。遺伝子治療は、まだまだ新しい治療法で、保険適応でもないため、大病院では行っていません。ですから「そんな治療を受けていいのか」とご家族が心配するのです。

特別な治療を受けるときには、だいたい家族の意見は分かれるものです。しかし、家族がケンカしながら治療を受けるというのは、決して望ましいことではありません。

患者さまは、自分が遺伝子治療を受けたいと思ったら、遺伝子治療がどんな治療法で、どういう効果があって、費用はどれくらいで、なぜ自分がこの治療を受けたいと思ったかということを、ていねいに説明することです。

医学的、専門的な説明に限界はあっても、この治療を受けたいという熱意が伝われば、家族の方は、耳を貸してくれると思います。

そして、疑問を抱かれる家族の方をぜひ、クリニックへお連れください。

一緒に、私の説明を聞いていただきたいのです。疑問があれば、遠慮なくおっしゃってください。私に答えられる範囲で、誠実に返答させていただきます。

がんの治療に、ご家族の協力は欠かせません。

小さなお子さんをお持ちのお母さんががんになって遺伝子治療を受けられました。治療のときは、必ず、おじいちゃん、おばあちゃんが同伴されました。待合室でお孫さんを遊ばせていました。おじいちゃん、おばあちゃんも、遺伝子治療のことを彼らなりに理解してくれていて、病気の娘さんを精いっぱい応援しようという気持ちで、お孫さんの面倒を見ているのです。お母さんも、安心して治療が受けられます。帰りに、みんなで一緒に食事をするというのも、とてもいいことだと思います。

がんという病気は、一筋縄ではいきません。

それに、患者さまには大きなストレスがかかります。患者さまを支えてあげられるのは、ご家族です。私たち医者も、精いっぱい力を尽くしますが、患者さまにとっては、家族の応援ほどうれしく力強いものはありません。

私どもも、遺伝子治療がより市民権を得られるように、情報を発信していきたいと、思っています。多くの人の理解が得られれば、それだけ家族ぐるみで治療に取り組みやすく

なるからです。患者さまも、遺伝子治療を受けたいと思われるなら、できる範囲で勉強をしていただいて、家族の方にはきちんと説明できるくらいにはなっていただきたいと思います。それが、がんを治療する大きな力にもつながっていきます。

遺伝子治療、その画期的有効性のおさらい

そろそろ、終わりに近づいてきました。本書を読んでいただければ、遺伝子治療が、がんの克服に向けての切り札になりうる治療法だということがわかっていただけたと思います。みなさんに、より理解していただくため、もう一度、遺伝子治療の優秀な点を、整理してまとめておきたいと思います。

1　がんの種類を選ばない

これまでがん治療の主力だった手術にしても抗がん剤にしても放射線にしても、得手不

得手がありました。こういうがんなら得意だが、こんなのは苦手だという現実があったのです。

抗がん剤は、がんによって使用する薬剤が変わります。耐性（自然耐性・獲得耐性）もあります。放射線は照射できる所とできない所があります。また、がんの種類や細胞構成により、治療法が変わります。

その点、遺伝子治療は、どんながんに対しても効果が期待できます。もともと、がんというのは、遺伝子の異常が原因だからです。その原因にアプローチするのですから、非常に理にかなった治療法だといえます。また、効果が一時的ではなく持続力があるのも、遺伝子治療の大きな特徴です。

2 病期を問わず治療の適用範囲が広い

遺伝子治療は、正常細胞にはまったく害を与えない治療法です。抗がん剤治療や放射線治療は、がん細胞のみならず、正常細胞にも影響を与えるので、患者さまの状態によっては副作用が強く出るので、使用できないことが多々あります。

しかし、遺伝子治療は、正常細胞に影響を与えないため、強い副作用がありません。副作用がなく全身で効果を発揮するので、がんの予防から、術後の再発予防、再発治療、体力の減退した末期がんの患者さままで、どんな病期の方でも治療を受けられるのです。

3　標準治療と組み合わせると相乗効果を生む

今日では、三大療法も非常に進歩していますが、これだけでがんを消し去ることができるかというと、限界があります。遺伝子治療を加えることで、三大療法の長所を生かしつつ、三大療法のそれぞれが苦手とするところを、遺伝子療法が穴埋めすることができます。

たとえば、全身に散らばった小さながんは、一部のがん細胞が耐性を持っているため、抗がん剤でもすべてを消すことはかなり難しく、抗がん剤に勝ち残ったがん細胞が、再発を起こしてしまいます。しかし、遺伝子療法を併用することで、抗がん剤が効かなかった耐性を持つがん細胞の中に入り込み、がん細胞の増殖を抑えたり、アポトーシスさせたりすることができ、再発のリスクを低下させることができます。

三大療法は再発がんを苦手としていますので、遺伝子治療の持つ再発を防ぐ効果が期待

できるという特性は、再発予防にとても大きな利点です。

4 副作用が非常に少ない

何度も触れましたが、遺伝子治療は、正常な細胞の持っているがん抑制遺伝子が、がん細胞を見つけて、そこで作用をしますので、正常細胞にダメージを与えて副作用を起こさせるということがありません。まれに、発熱や血圧低下といった症状が出ることがありますが、これは適切な処置をとれば、回避できます。副作用のない治療法と考えてもらってもいいでしょう。

また、抗がん剤治療の副作用を嫌がる方がたくさんいますが、遺伝子治療を併用すると、その相乗効果により、抗がん剤の投与量を減らすこともできるので、減量により抗がん剤による副作用を少なくすることもできます。

5 がん幹細胞にも有効に働く

がん細胞は、がん幹細胞という親のような細胞から生まれます。このがん細胞はとてもストレスに強く、放射線治療にも耐えて生き残ったり、抗がん剤に対しても耐性になることがよくあります。耐性になると抗がん剤が効きませんので、手術で取り残すと、必ずといっていいほど、そこから再発してしまいます。

しかし、遺伝子治療は、がん幹細胞や、ストレスに強いがん細胞、抗がん剤に耐性となったがん細胞にも、同じように侵入して効果を表すので、どんながん細胞にも有効な治療法です。耐性とならず、難治性のがん細胞にも最後まで効果を持続させることができます。

6 がんの特性に合わせた治療

がんの特性としていくつか挙げられますが、中でも最大の特性は「無限増殖・不死」ということです。がんの患者さまの半数以上が、ＰＴＥＮやｐ53といった、がん抑制遺伝子が効いていない状態です。ＰＴＥＮの主な働きは、増殖シグナルを抑制し、細胞の異常な増殖を防ぐことです。Ｐ53の主な働きは、細胞死シグナルを調整し、異常な細胞や不要となった細胞を死に導くことです。

正常な体では、一定の細胞数を保つために、増殖シグナルと細胞死シグナルがバランスよく働いています。しかし、がん細胞では、増殖シグナルの上昇や細胞死シグナルの低下が起こります。つまり、がん細胞は死ぬことがなくなり、無限に増殖することになります。

私たちの遺伝子治療は、がん細胞の増殖に対してはＰＴＥＮ、細胞死に対してはｐ53といった、がんの特性それぞれに合わせた複数のがん抑制遺伝子を用いて、がん細胞の「無限増殖・不死」を止める治療法です。

こうしたすばらしい特徴をもった遺伝子治療です。これから、もっともっと広がっていくことを期待してやみません。

おわりに

希望から実現へ
私とともに戦い抜きましょう

最後まで読んでくださってありがとうございました。遺伝子治療とはどういうものか、おわかりになったでしょうか。とても可能性の高い治療法であることを理解していただけたでしょうか。

三〇年間、外科医としてがん治療に携わってきて、いまほど興奮している時期はありません。外科医というのは、とにかくがんをきれいに切除するために、日々、腕を磨きます。そして、患者さまの体内に広がったがんを、完全に取り除くことに専念します。

しかし、完全に取りきったと思っても、数カ月〜数年すると、その患者さまが病院に戻ってきます。再発です。このときの悔しさ、これは外科医をやった人しかわからないかもしれません。「なぜ、どうして」「小さな転移があったのか」「取り残しがあったのか」と呆然となってしまいます。

それががんという病気です。

手術できれいに取り去ったとしても、治ったとはいえないのです。五年間、再発しなければ治ったことにするという基準がありますが、一〇年後に再発する人もいます。

とにかく、がんという病気は、転移・再発すると外科医を無力感のどん底に落とし込む病気です。だからこそ、何とかしたいという意欲も湧いてくるのですが、残念ながら、がんとの闘いということでいうなら、医学界はずっと負け戦の連続でした。早期のがんなら、手術の技術も高度になり、治癒率は高くなりました。しかし、進行したがん、再発したがんに関しては、お手上げに近い状態というのが本当のところです。

もう早期発見、早期治療しかないよというのが、がんとの闘いの結論でした。もう残念ながら、そこでお茶を濁して手打ちをしておくかという感じでした。

しかし、私は、それであきらめることはありませんでした。あの無力感のどん底に落とされた悔しさは忘れられません。絶対にリベンジしてやる。ずっと心の中にふつふつと煮えたぎるものをもって医療活動をしていました。

きっと、そういう私の執念を、神様は認めてくださったのでしょう。

私のもとに、遺伝子治療という、最高の武器が届けられたのです。これで、私はあの屈辱を晴らすことができる。私の屈辱だけではありません。手術で病変を取りきって、術後にきつい抗がん剤治療を受けても、マイクロ転移があると再発します。マイクロ転移は、術後の抗がん剤治療で80%~90%のがんをきれいにしてくれますが、10%~20%が耐性により残存し、最終的には再発してしまいます。このような絶望の淵に追い込まれる患者さまの気持ちを考えると、わがことのように、悔しくなってきます。遺伝子治療があれば、この悔しさも感じなくて良くなる。私は、遺伝子治療によって、がんで苦しむ方々を、少しでも楽にして差し上げたいと決意しました。

実際に治療をはじめると、予想を上回る効果が出ました。これは、がん治療の切り札だと、私は確信しました。

そんな私の思いも込めて、本書を書き上げました。

遺伝子治療が登場して、がんは治らない病気ではなくなったと、私は確信しています。

進行したがんであっても、再発したがんであっても、状態にはよりますが治癒の可能性は決して低くありません。遺伝子治療は、奇跡的に治癒したというレベルではなく、ほとんどの患者さまに治療効果が出ています。

これだけの治療法ですから、もっともっと広げていきたいと思っています。どうぞ、興味を持たれた方は、ご連絡ください。

医療者も患者さまもその家族の方々も、みんなが一緒になって、がんを恐がらなくてもいい世の中を作っていこうではないですか。遺伝子治療は、その先頭を走っていくつもりでいます。

ありがとうございました。

二〇一六年　新春

吉田　治

著者
医療法人社団 桜伸会
さくらクリニック
院長　吉田　治
杏林大学医学部卒業
杏林大学医学部付属病院、東京逓信病院において、主に呼吸器外科、消化器外科にてがん治療に取り組む。2010年さくらクリニックを開設し、30年間のがん治療経験を活かして、『がん遺伝子治療』を臨床の現場でより有効的に使用する『複合医療』を施行している。
一般社団法人 細胞・遺伝子・染色体研究センター 代表理事
一般社団法人 がん先端治療 医療理事（遺伝子治療）
著書『身近になった再生医療』（徳間書店）
　　『図解でわかるがん遺伝子治療』（KK ベストセラーズ）
　　『遺伝子治療はがんをここまで消してしまった！』（KK ロングセラーズ）

共同著者
お台場海浜公園　虹橋クリニック
院長　金子　亨
新潟大学医学部卒業
新潟県立がんセンター、がん免疫細胞治療専門クリニック勤務等を経て、お台場海浜公園 虹橋クリニック（がん免疫細胞治療・婦人科・内科）開院。
虹橋クリニックは細胞調整施設を併設しており、各種免疫細胞を培養し、全国の連携クリニックに提供するとともに、より効果的な免疫療法を開発している。
日本産婦人科学会認定産婦人科専門医、日本癌治療学会、日本免疫治療学研究会。
一般社団法人 がん先端治療 医療理事（各種免疫療法）

協力
一般社団法人 がん先端治療
代表理事　吉川　佳秀
中央大学卒業
コンピューター営業・保険セールスを経て、末期がん患者のクリニックを設立。
2004年より、がん治療支援者として『吉川佳秀のがんセミナー』を実施。
現在まで1000回以上開催し、15万人以上の方が受講している。
また、遺伝子治療をはじめとする最先端がん治療の普及、啓発にも努める。
株式会社 HMC 取締役 主席講師
がん治療支援者・医療コンサルタント

がん遺伝子治療はここまで進化した！

著　者　吉田　治
発行者　真船美保子
発行所　KK ロングセラーズ
東京都新宿区高田馬場 2-1-2　〒 169-0075
電話（03）3204-5161(代)　振替 00120-7-145737
http://www.kklong.co.jp
印　刷　(株)暁印刷
製　本　(株)難波製本

ISBN978-4-8454-2376-7　C0047
Printed In Japan 2016

Hさん（77歳　大腸がん、肝周囲転移疑い）本文82ページ

結腸がんにて手術後1年3ヶ月で肝転移（3ヶ所）手術後にもTMが上昇したため、予防の意味も含めて遺伝子治療を行う。

→ TMは減少し正常値となる

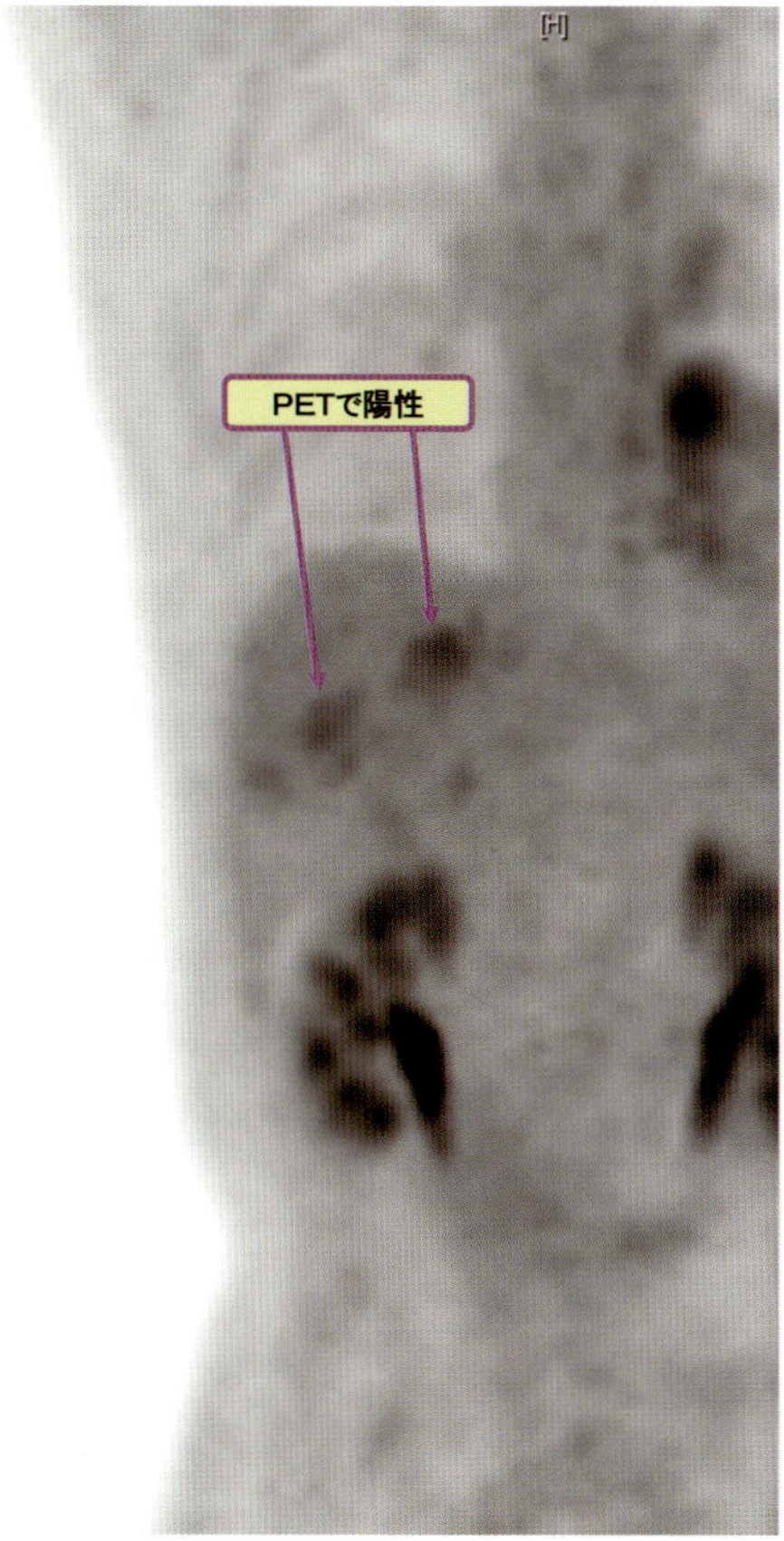

腫瘍マーカー　CA125　の推移

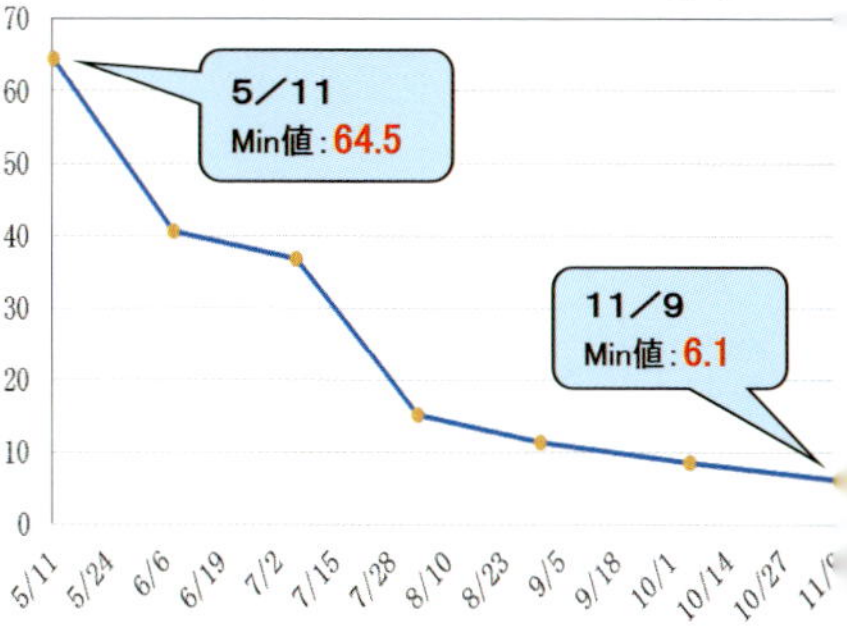

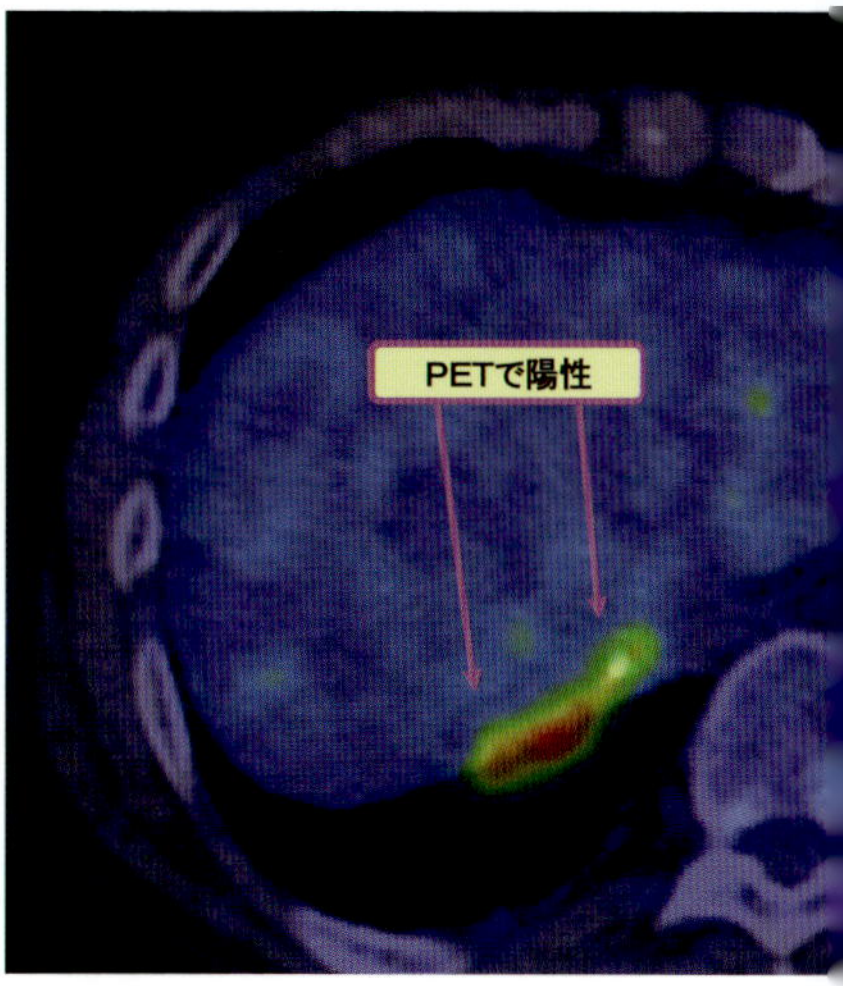

手術後の炎症か、かん細胞残存か、不明だがTM低下と共に消失

Iさん（69歳　大腸がん、多発肝転移）本文83ページ

大腸がん、膵浸潤、多発肝転移で発見。大腸切除・膵臓一部切除＋抗がん剤＋免疫療法を施行。一旦はTM低下するも、再上昇したため遺伝子治療を施行。→ 抗がん剤＋各種免疫＋遺伝子治療にて、TMは再下降した。腫瘍は縮小したものや、中心が壊死したものとなった。

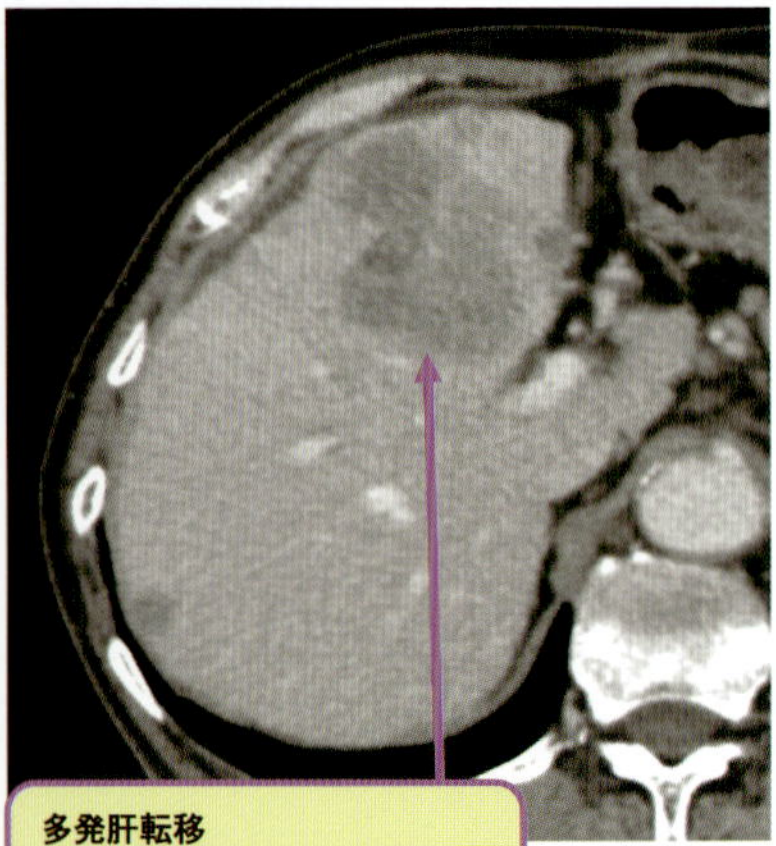

多発肝転移
周囲辺縁が不整でぼやけている
まわりに浸潤して広がっていく

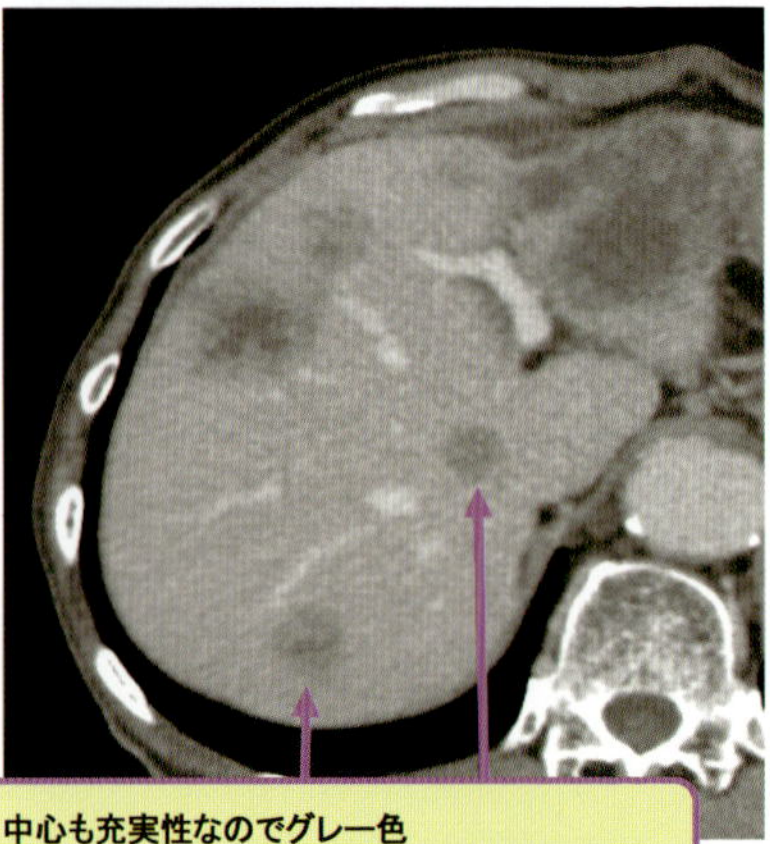

中心も充実性なのでグレー色
中心が黒くなっていないのでまだ活動性がある

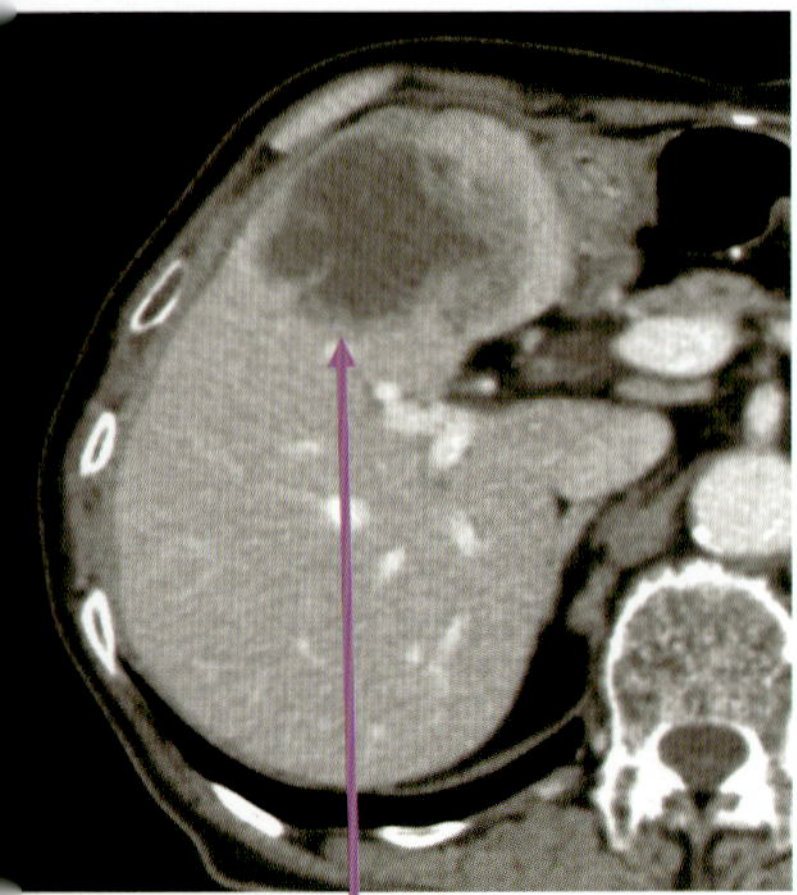

多発肝転移を抑制
浸潤型だったものを中心部壊死型へ、
活動性の低下と縮小

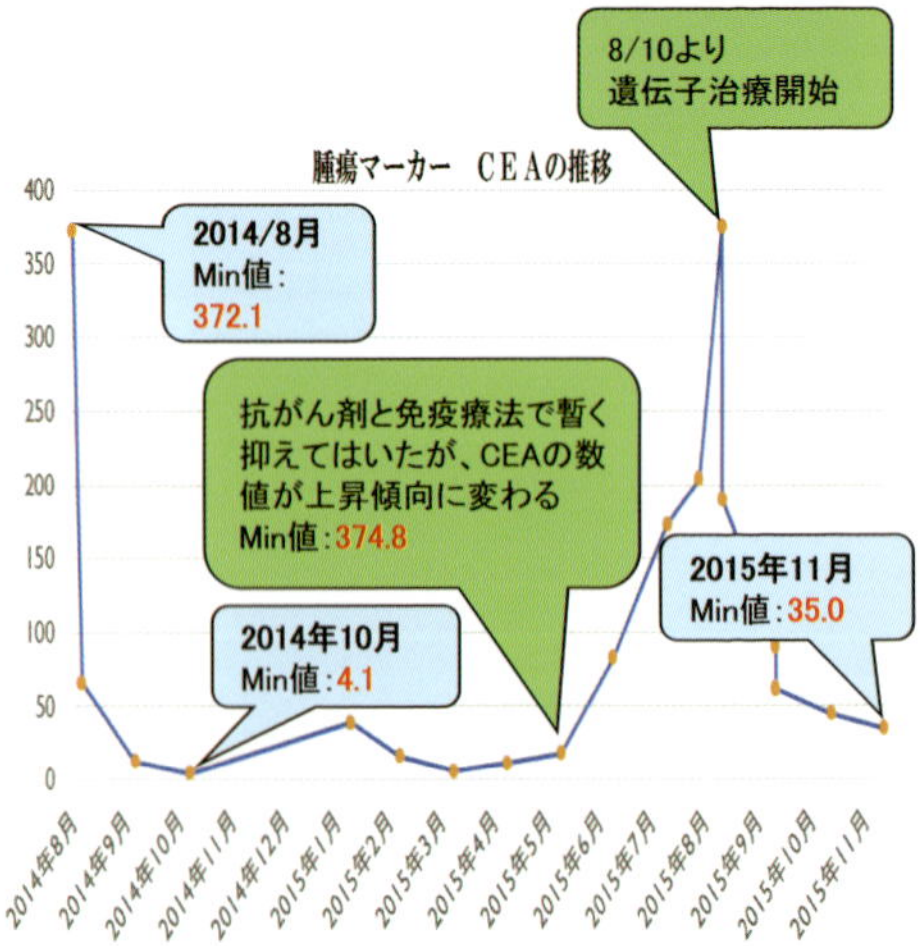

遺伝子治療の点滴だけでは効果が十分ではないと考え
局所注入も追加し、活動性を抑えて中心壊死に導く
さらに免疫を強化するため、それまでのNKに加えて
樹状細胞＋活性リンパ球療法を行った

Jさん（70歳　肝臓がん、肺転移）本文86ページ

再燃をくり返す肝細胞がんに対して、動脈塞栓術やラジオ波を数回施術。10万あった腫瘍マーカーをみごとに400程度まで下げた。しかし、400程度から減少しないので、残存がん細胞に対し遺伝子治療を追加。→ TMは正常化して維持している。

腫瘍マーカー　ＡＦＰ定量・PIVKAⅡ定量の推移

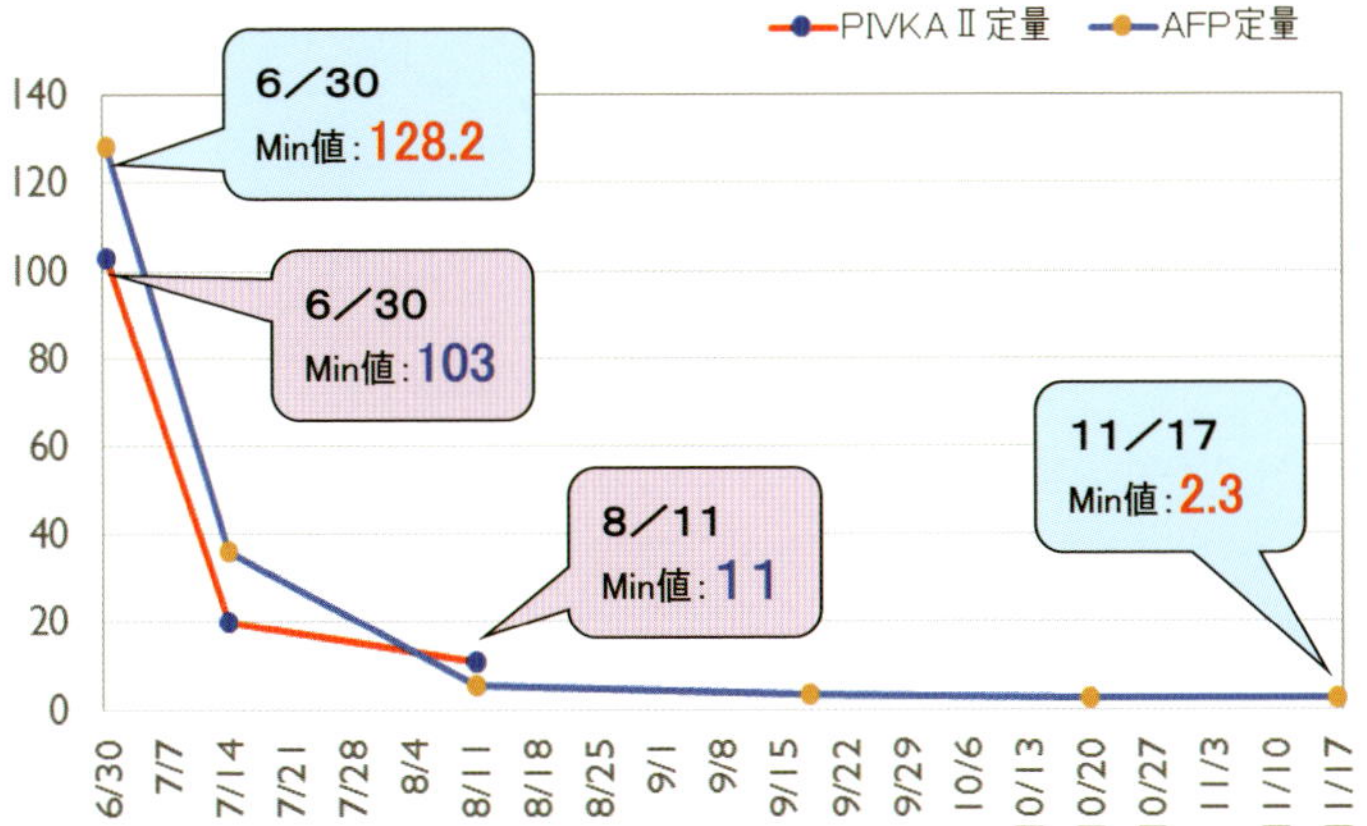

Kさん（64歳　肝臓がん）本文88ページ

巨大な原発性肝細胞がんに対し、肝動脈に経動脈的にカテーテルを入れて抗がん剤＋遺伝子治療を持続的にポンプで注入
→ 130mm→30mmにまで縮小した。

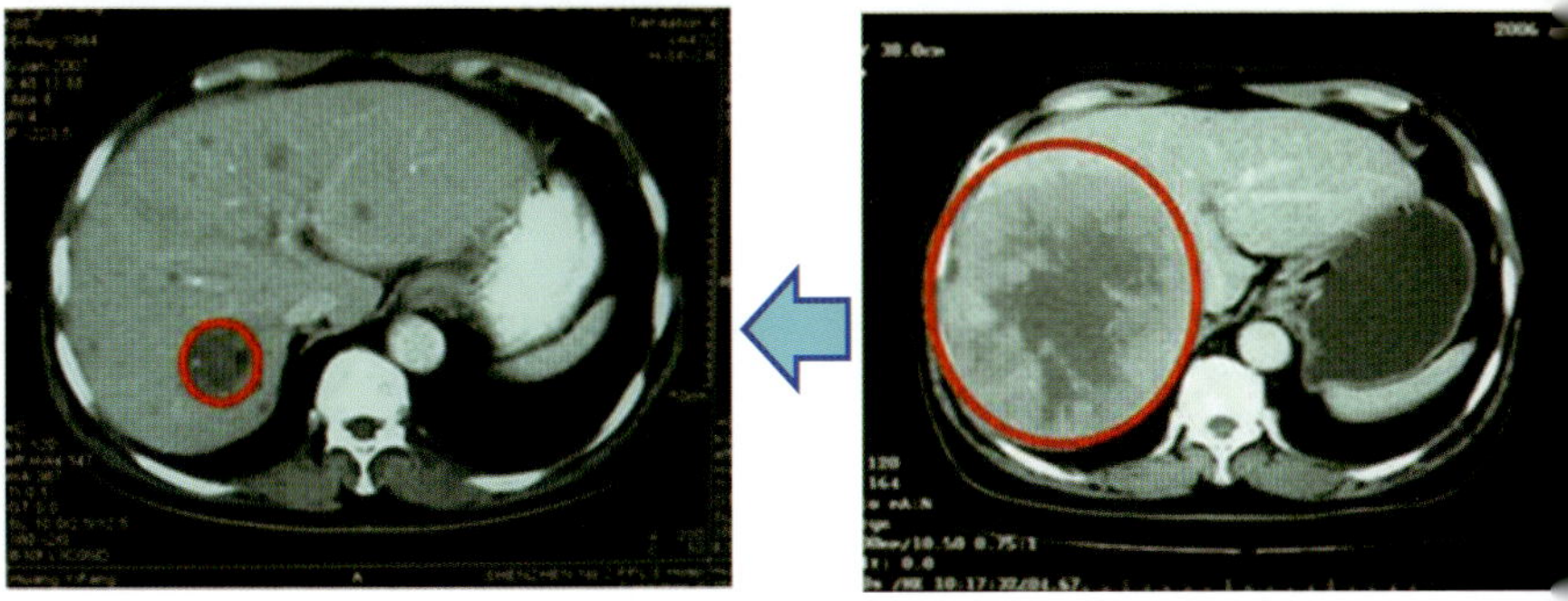

Lさん（69歳　すい臓がん、多発肝転移）本文89ページ

かなり多発の肝転移でTMも18000と非常に高い値を示している。

→ 遺伝子治療と抗がん剤の相乗効果で、中心部は壊死状態となりTMも2466にまで下げることができた。

腫瘍マーカーCA19-9の推移

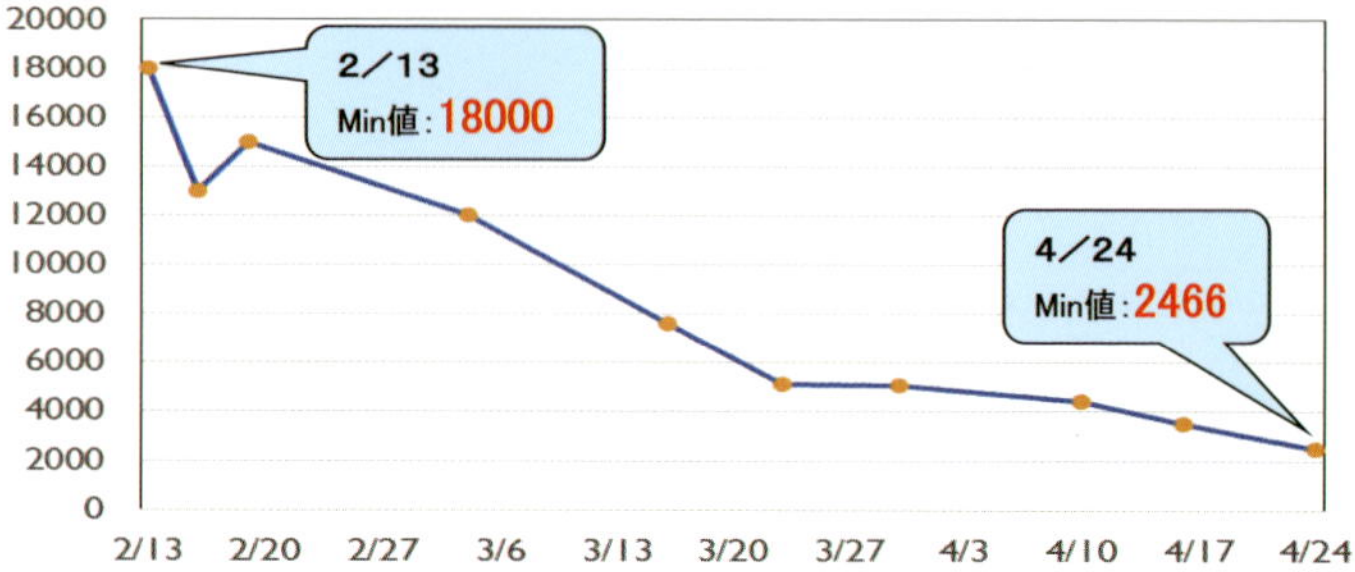

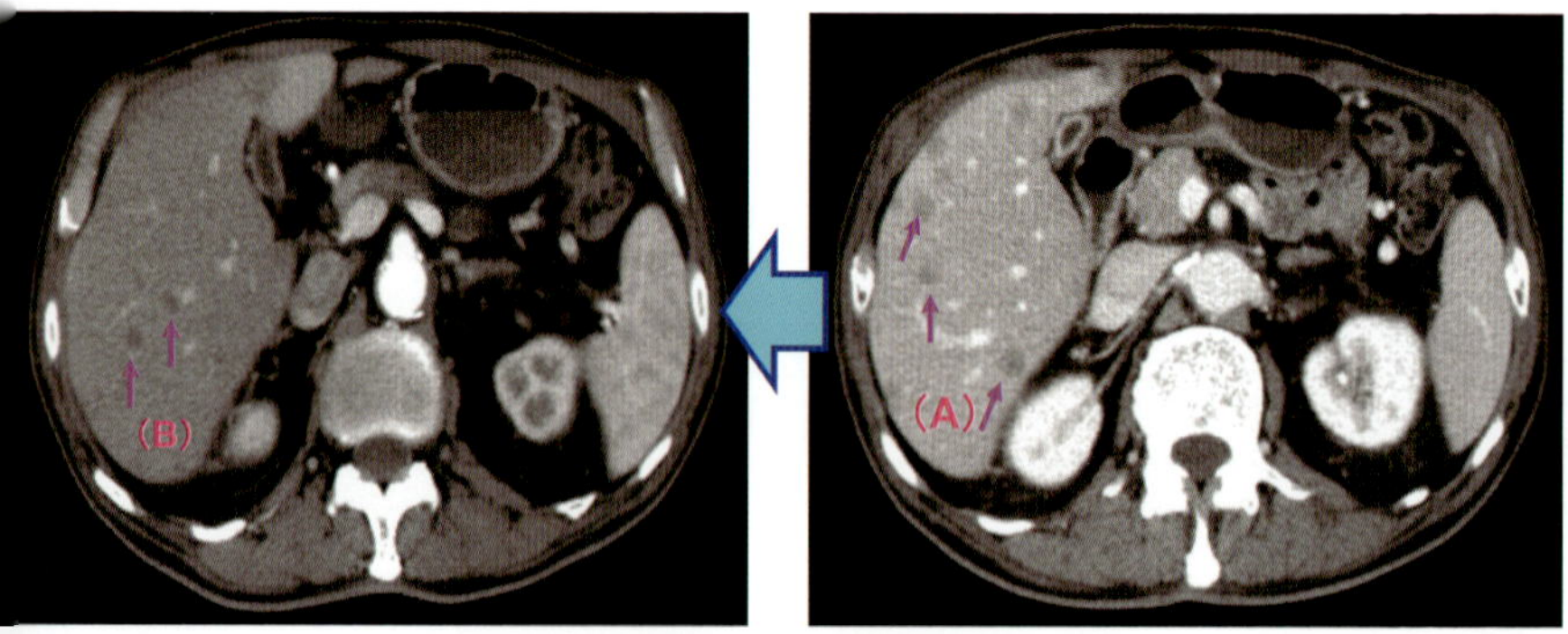

2ヶ月の遺伝子治療薬投与にて、CA19-9の値が18000→2466へ多発肝転移は消失したものもあり減少。残ったものも、活動性の高い辺縁不整で中心充実の状態（A）から、辺縁がはっきりして中心部はやや壊死状態（B）となり、黒く写るようになった。

Mさん（68歳　すい臓がん、肺転移）本文90ページ

腎臓が悪く抗がん剤は使えない。TMも高く1800以上を示している。衰弱した状態で来院された→ 遺伝子治療を施行しつつ、体力を回復させるために幹細胞療法を併用した。→ 元気になったので、放射線＋遺伝子治療の併用により、TMが正常化した。周囲を巻き込む拳大の腫瘍も正常な大きさにまで縮小した。

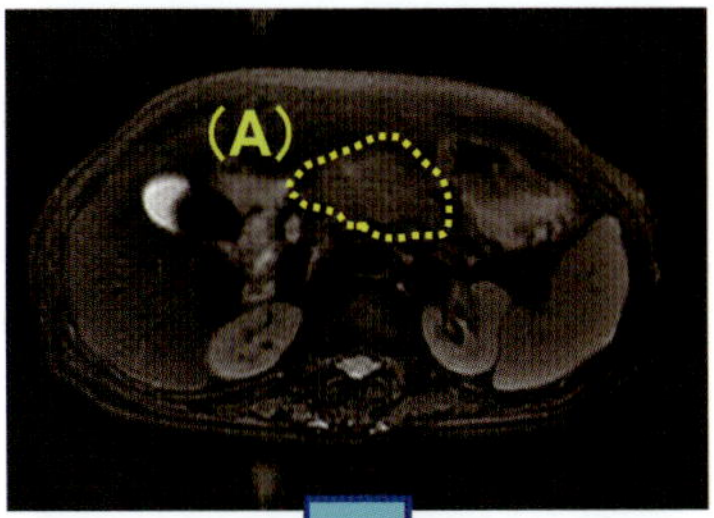

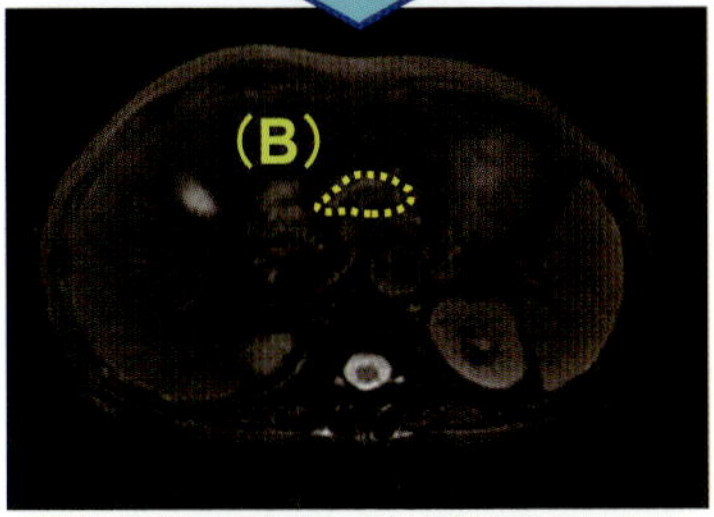

拳大の周囲を巻き込んだ腫瘍(A)が
ほぼ正常な大きさ(B)にまで縮小

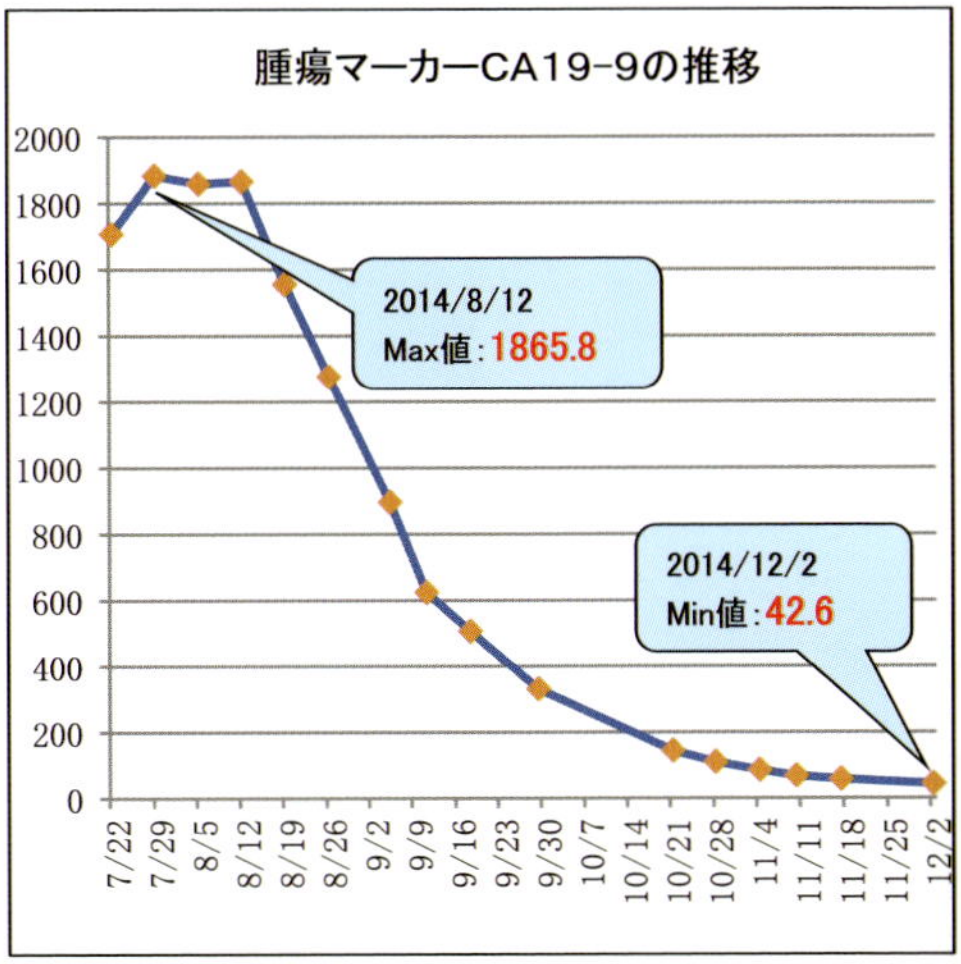

CA19-9の値が1865→42 ほぼ正常値に（標準値 37以下）

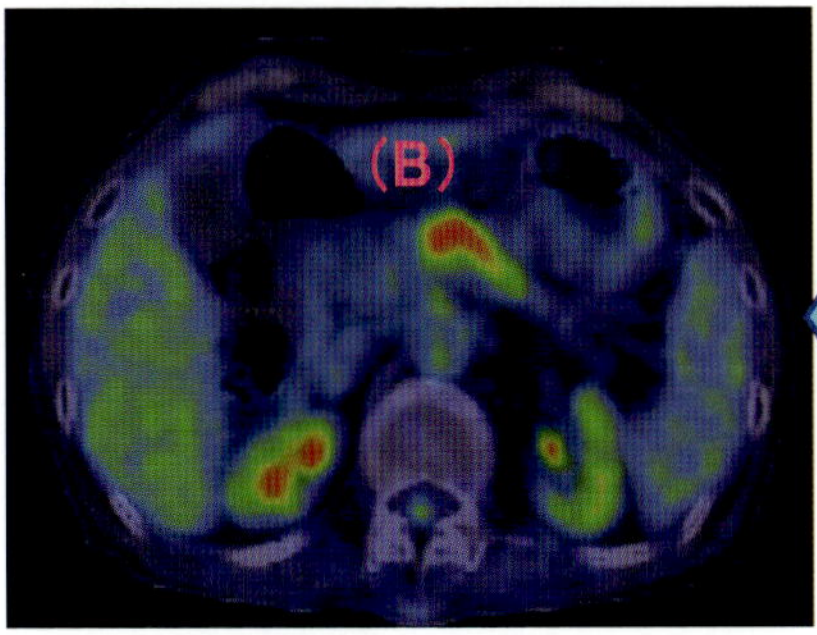

活動性が低下して小さくなった

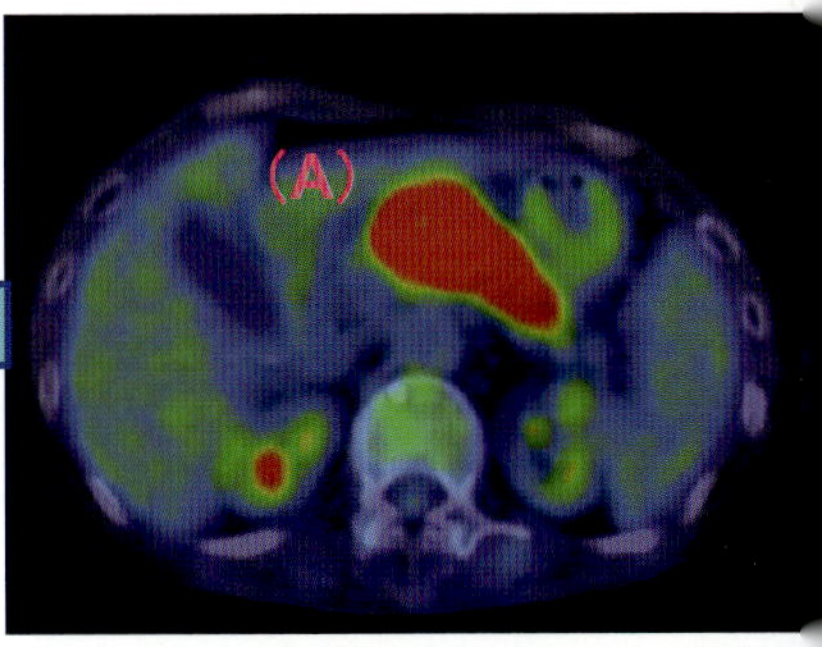

かなり大きく活動性も高い

Nさん（50歳　食道がん）本文92ページ

大きな食道がんに対し、減量放射線＋遺伝子治療（点滴＋内視鏡的局注）
→ 徐々に良くなり、リンパ節転移もなく完治した。

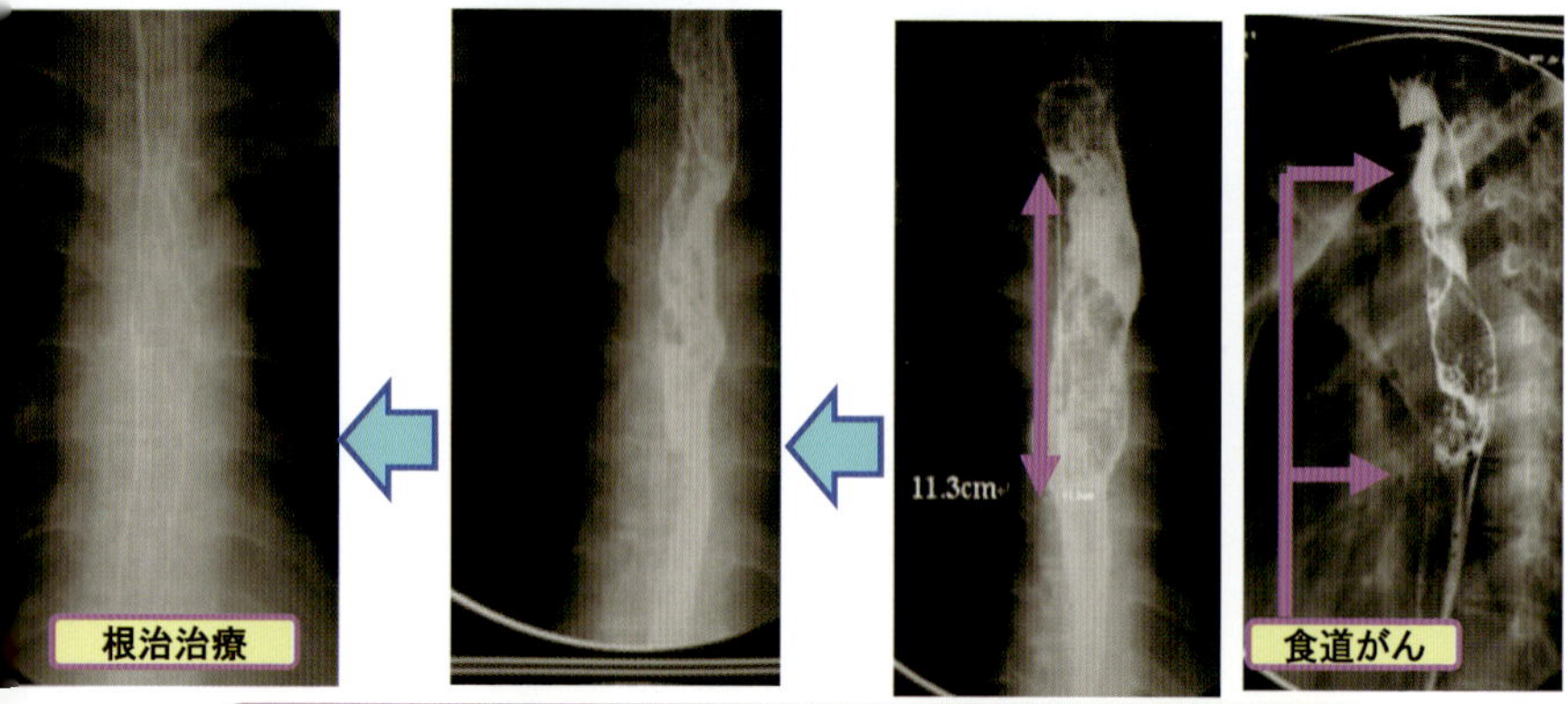

11．3cmの食道がん。通常より少ない放射線量なのに著効。
内視鏡での治療の目的は、粘膜に注入した遺伝子治療薬を
リンパ流に吸収させてリンパ節転移を防ぐため。

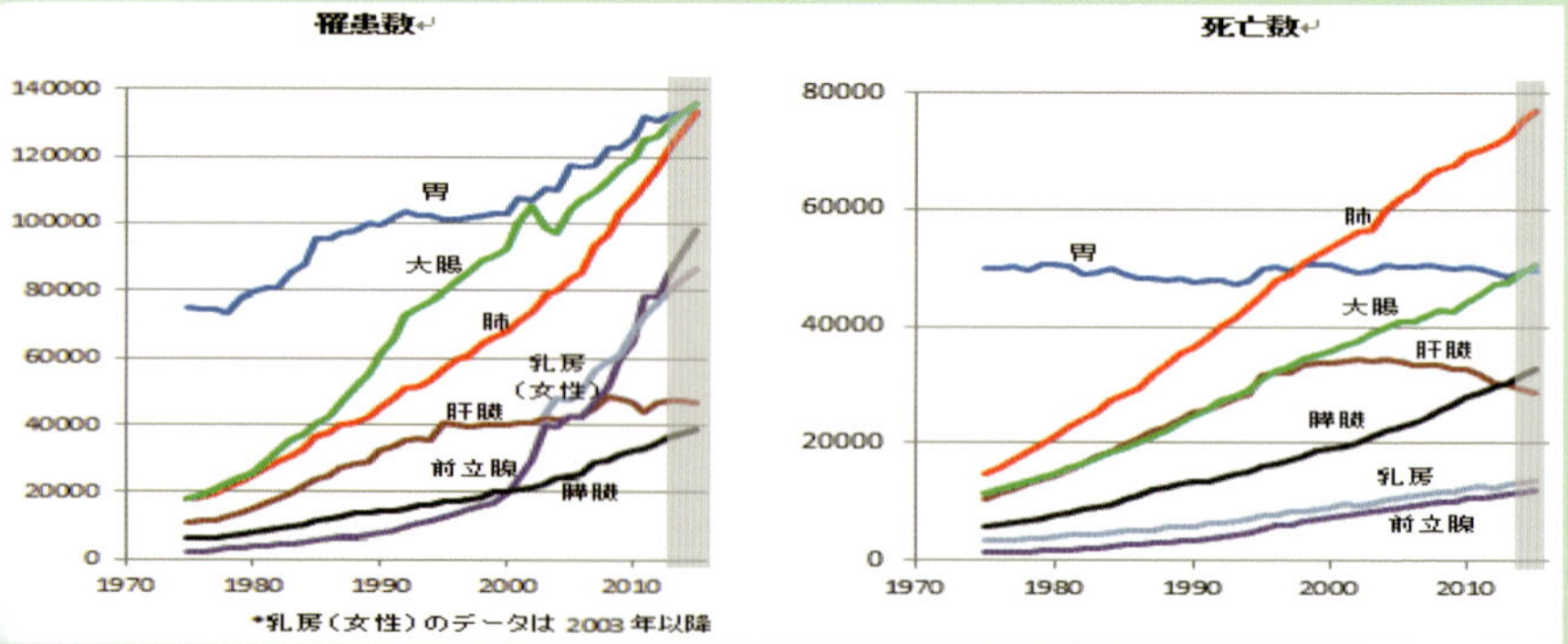

コラム　部位別がん罹患数・死亡数の推移

2015年のがん予測値では今までと変わった傾向が見られました。罹患数は全てのがんが増加傾向にある中、長年1位であった胃がんを大腸がんが追い越し、肺がんを含めた三つ巴の状態となりました。前立腺がんや、乳がんの急上昇も目立ちます。罹患数の増加にともない、ほとんどのがんは死亡者数も増加しています。しかし医学の進歩により、肝臓がんの死亡数は減少し、胃がんも横ばいに近い減少傾向にあります。

Oさん（37歳　スキルス胃がん、腹膜播種）本文94ページ

胃がんの中で一番悪いスキルス胃がん。板状に広がり、すぐに腹膜播種を起こす。硬がんとも言われ、胃が拡張しない。→ 内視鏡的局注で、胃が広がるようになり、放射線治療との併用で、がんは消失した。

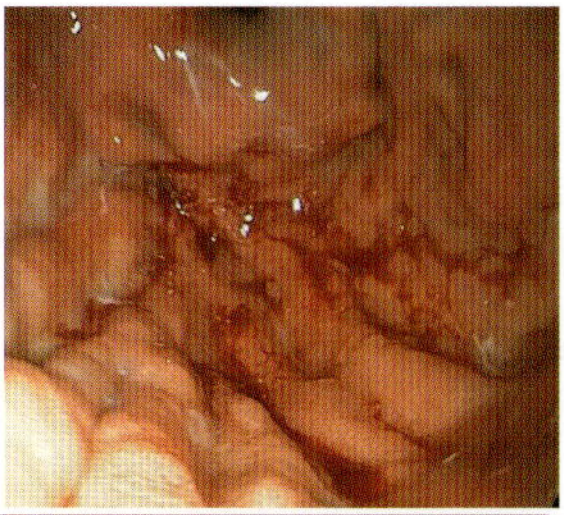

注入後

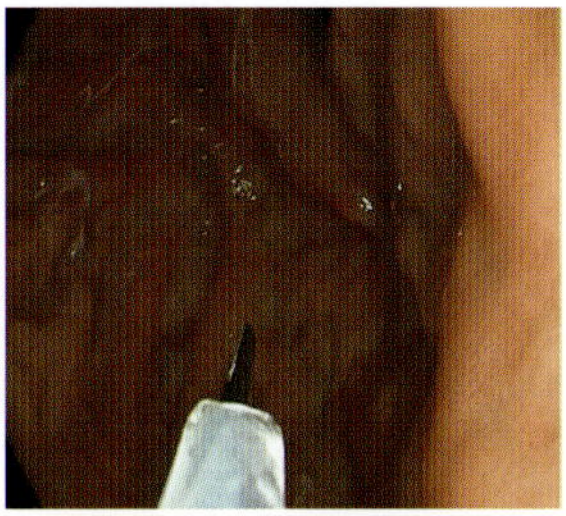

直接がん穿刺治療

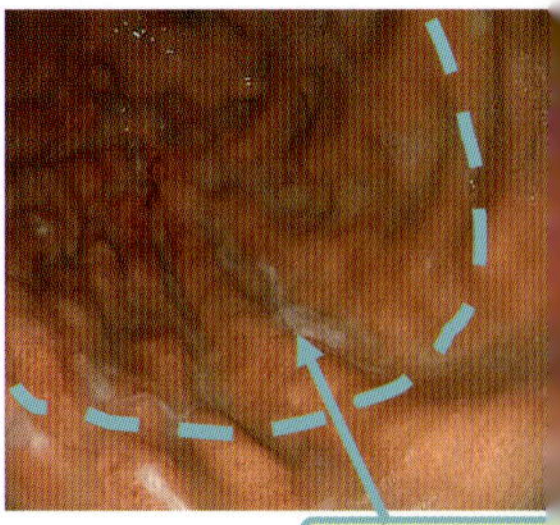

がんの部分

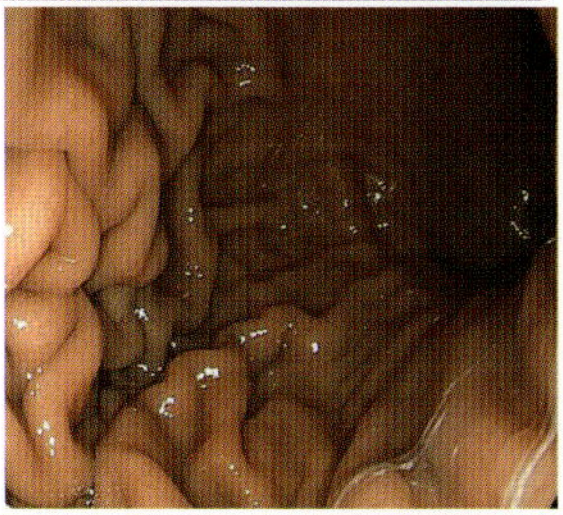

狭窄部も治療にて拡張（食事量増加）

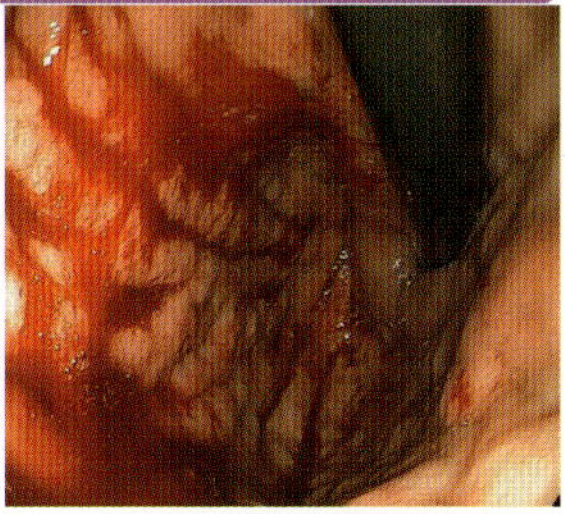

狭窄部も治療

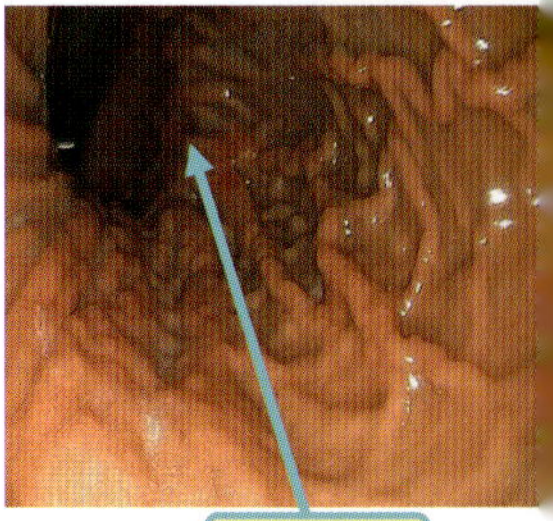

狭窄部

39歳　男性

病理診断　Before

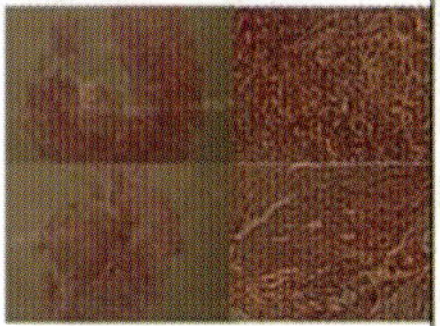

病理診断　After

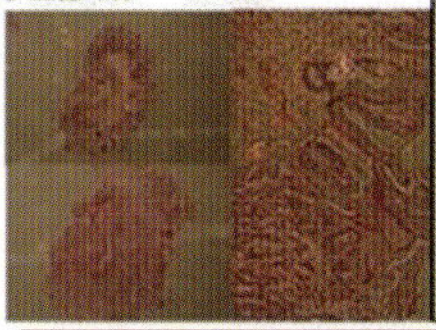

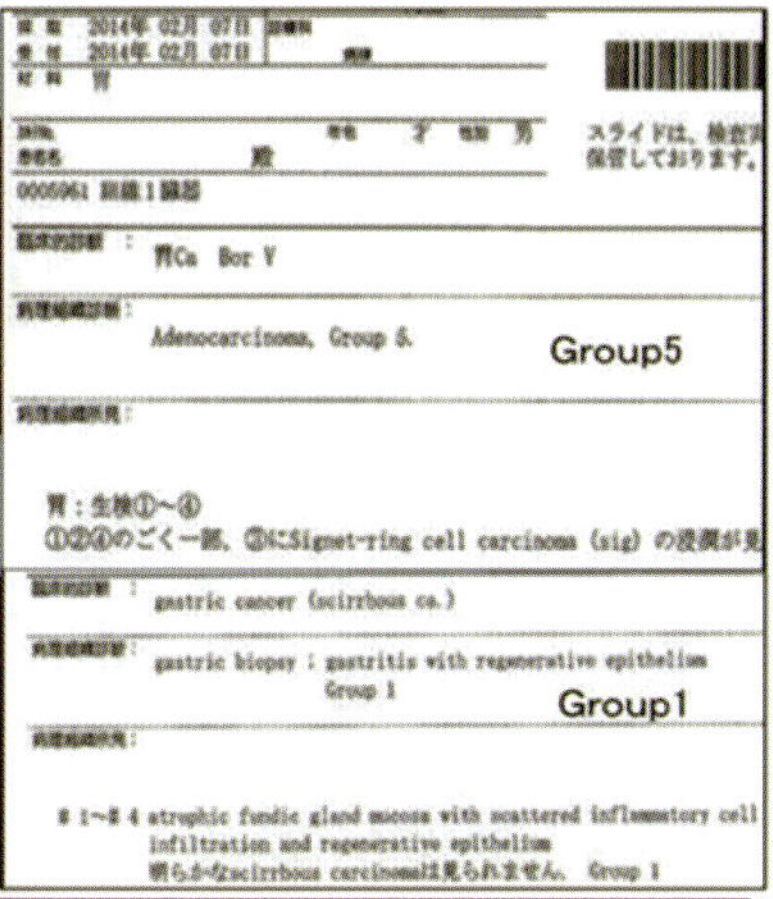

2014年 02月 07日
2014年 02月 07日

スライドは、検査所に保管しております。

胃Ca　Bor Ⅴ

Adenocarcinoma, Group 5.

Group5

胃：生検①～④
①②④のごく一部、③にSignet-ring cell carcinoma (sig) の浸潤が見

gastric cancer (scirrhous ca.)

gastric biopsy : gastritis with regenerative epithelium
Group 1

Group1

atrophic fundic gland mucosa with scattered inflammatory cell infiltration and regenerative epithelium
明らかなscirrhous carcinomaは見られません。 Group 1

遺伝子治療と放射線で　G5（がん）→　G1（正常細胞）へ

Pさん（72歳　スキルス胃がん、腹膜播種）本文96ページ

スキルス胃がんは板状に広く浸潤するので、胃壁は硬くなり、胃が拡張しにくくなります。さらに、早い段階で胃の外に顔を出して腹膜播種となります。

→ 遺伝子治療の内視鏡的局所注入で、粘膜が治り、胃が拡張するようになった。

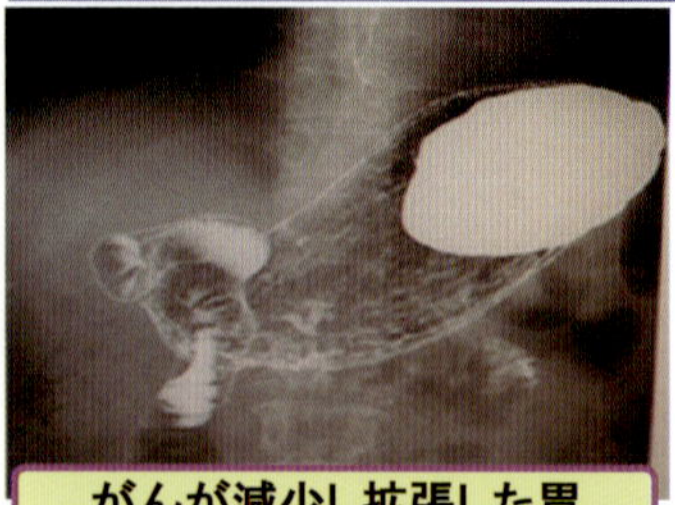

がんが減少し拡張した胃

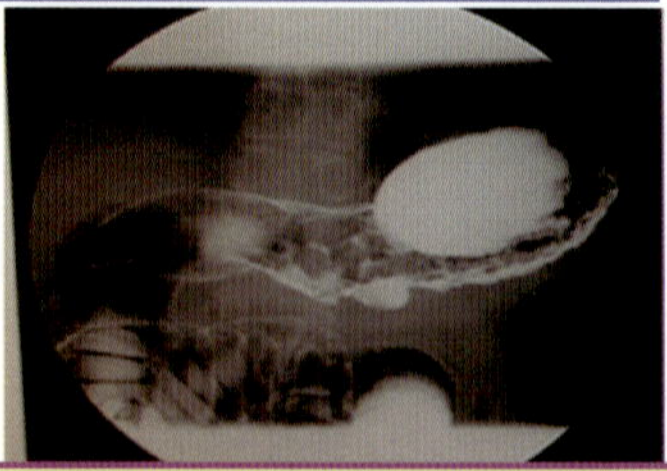

板状にがんが広がり拡張しない

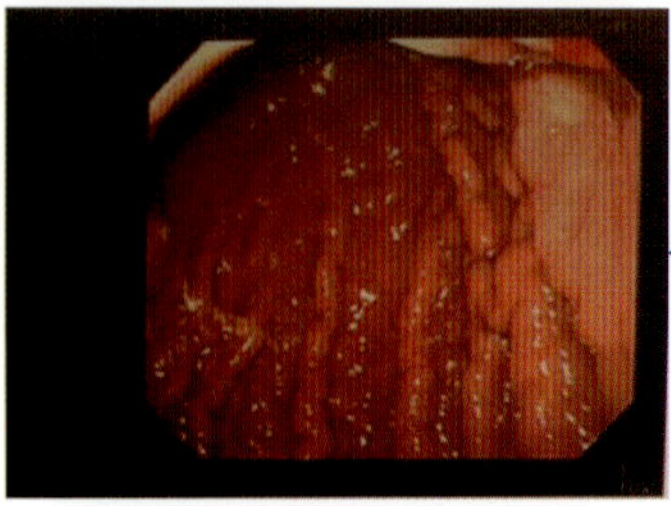

治療により改善した粘膜

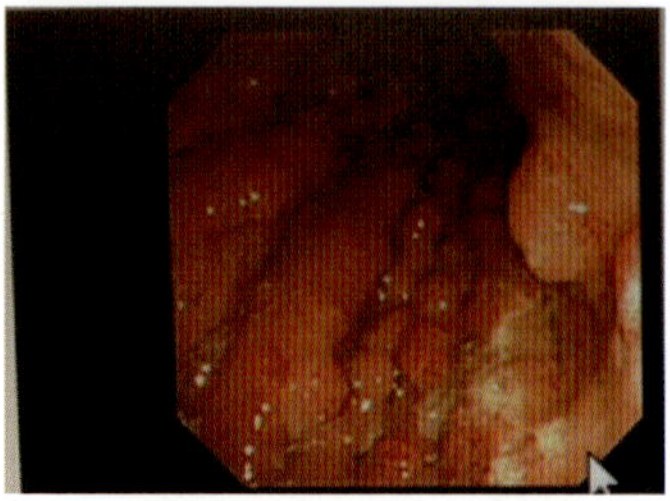

ただれて発赤した粘膜

Qさん（52歳　胃がん）本文97ページ

胃角にできた胃がん＋良性潰瘍。手術を拒否して遺伝子治療を行う。

→ 点滴＋局所注入により3ヶ月でがんが消失し、再発なし。

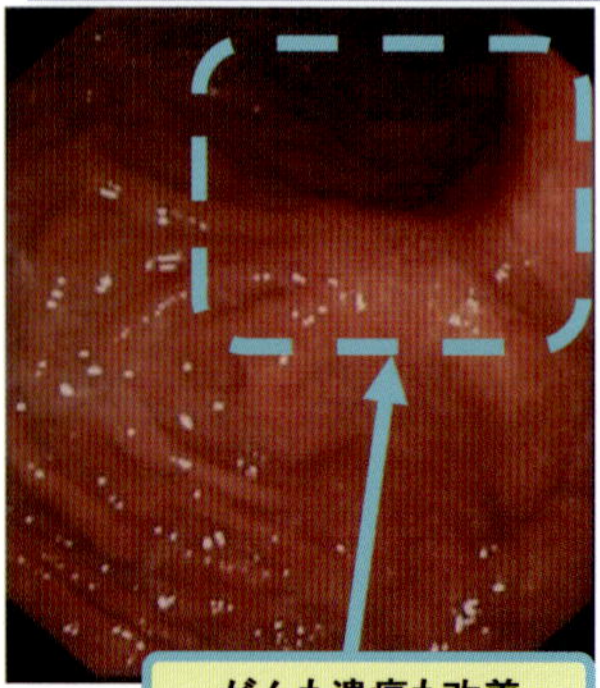

がんも潰瘍も改善

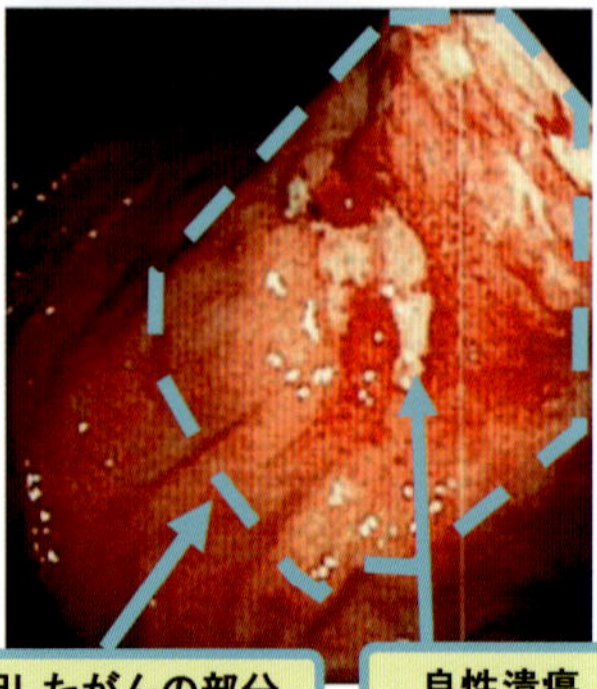

隆起したがんの部分

良性潰瘍

Rさん（61歳　胃がん、吻合部再発胃がん）本文98ページ

胃がんの手術をした5年後に再発。吻合部だけの腫瘍と考え開腹したところ、実際は横行結腸まで巻き込んだ取りきれない腫瘍だった。吻合部や周囲リンパ節にがん細胞が残存すると、成長して腹腔内に大きな腫瘍を作ることがある。

→ 遺伝子治療＋放射線治療で腫瘍は縮小

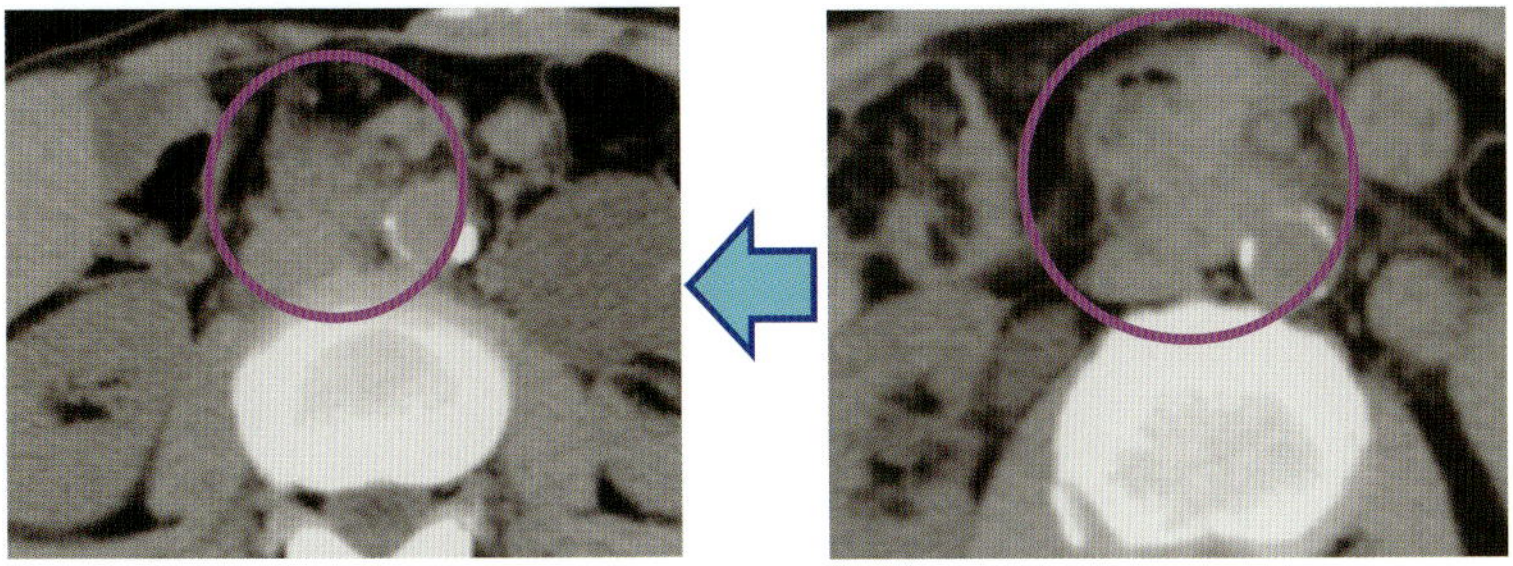

Sさん（49歳　悪性胸腺腫）本文100ページ

胸腺腫の中でもすごく再発を繰り返し悪性が高いものがある。Sさんは繰り返す再発に対し、2回の肺手術、半年におよぶ抗がん剤治療を2回、放射線治療を4回施行している。

→ つらい抗がん剤治療終了1ヶ月後、また新たに3つの腫瘍ができてしまい、再度の抗がん剤治療が嫌になり、遺伝子治療を受けることとなった。結果、2つは消失し、残る1つも縮小。縮小した腫瘍には抗がん剤に変わり放射線治療を加えた。

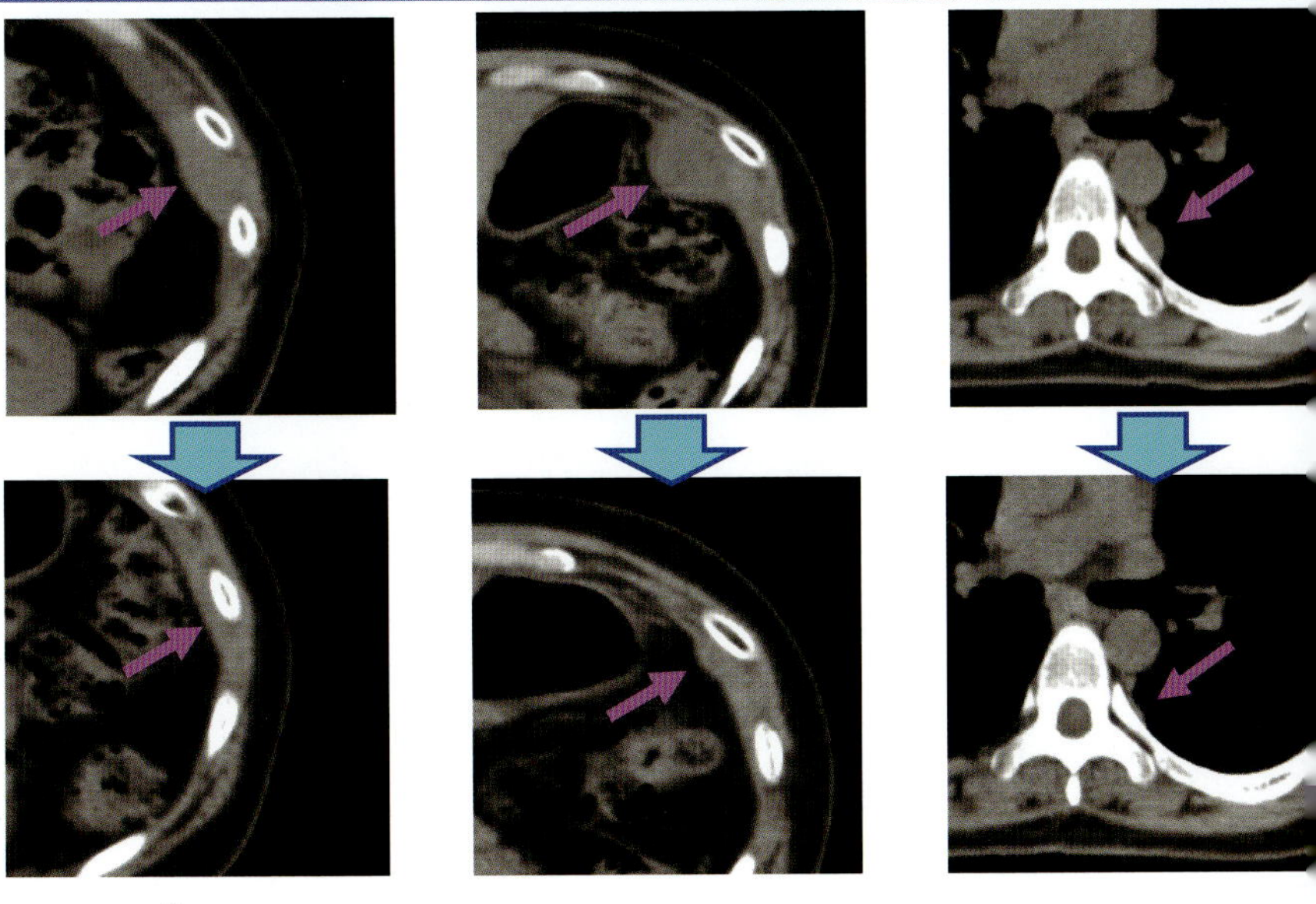

Tさん（72歳　肺がん）本文102ページ

強い抗がん剤治療3回でも拡大。次に強い抗がん剤でも拡大。主治医からは緩和ケアーを勧められる状態だった。

→ 遺伝子治療を施行するとすぐに腫瘍が縮小。抗がん剤で弱っていたがん細胞に遺伝子治療がトドメを刺したと考えられる。

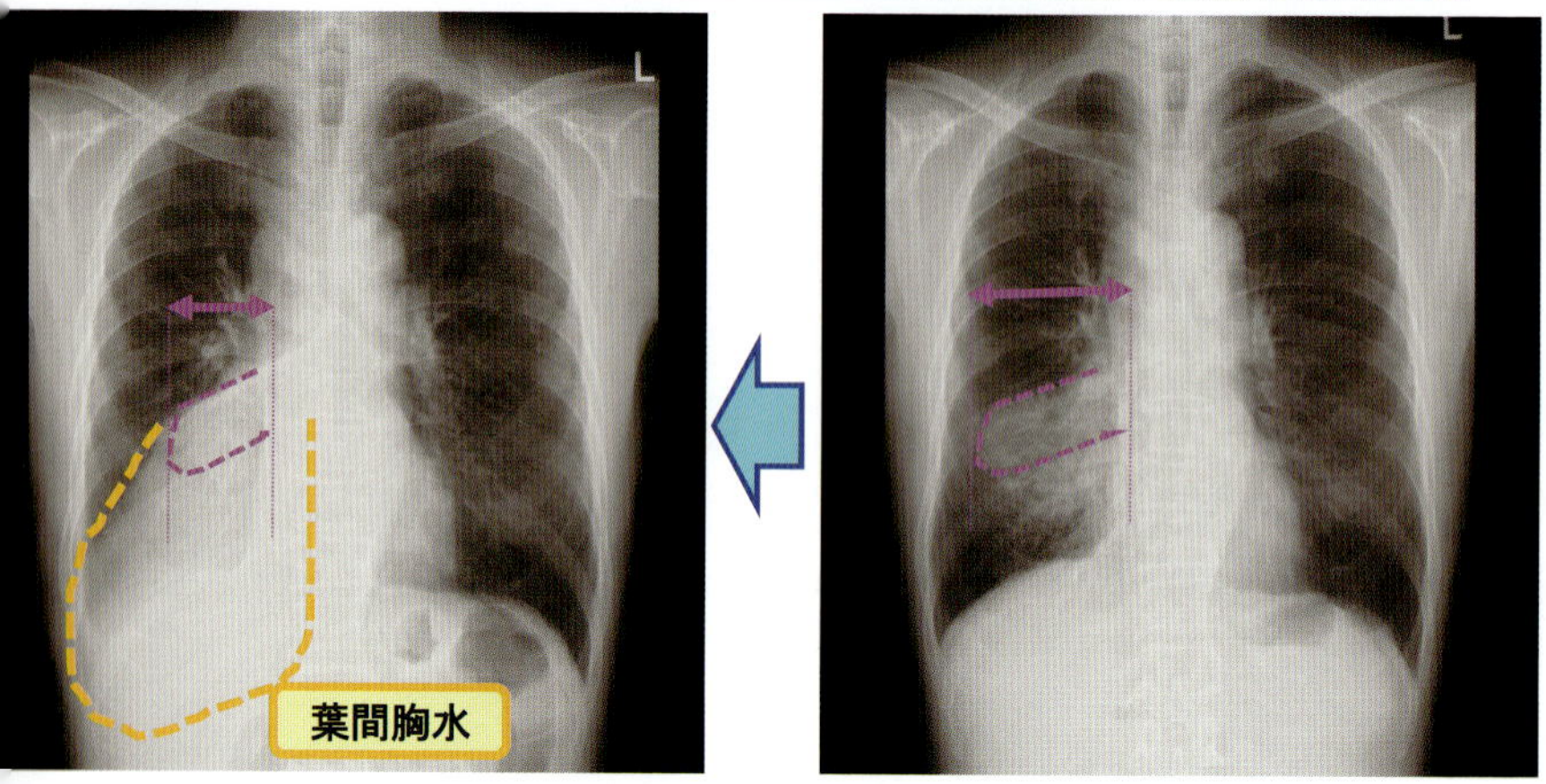

Uさん（66歳　肺がん＋喉頭がんの重複がん）本文103ページ

手術の限界を超えた難敵な肺がん。抗がん剤＋放射線治療と遺伝子治療の高い相乗効果に期待する。→ TMは正常化、腫瘍は縮小、喉頭がんは消失。

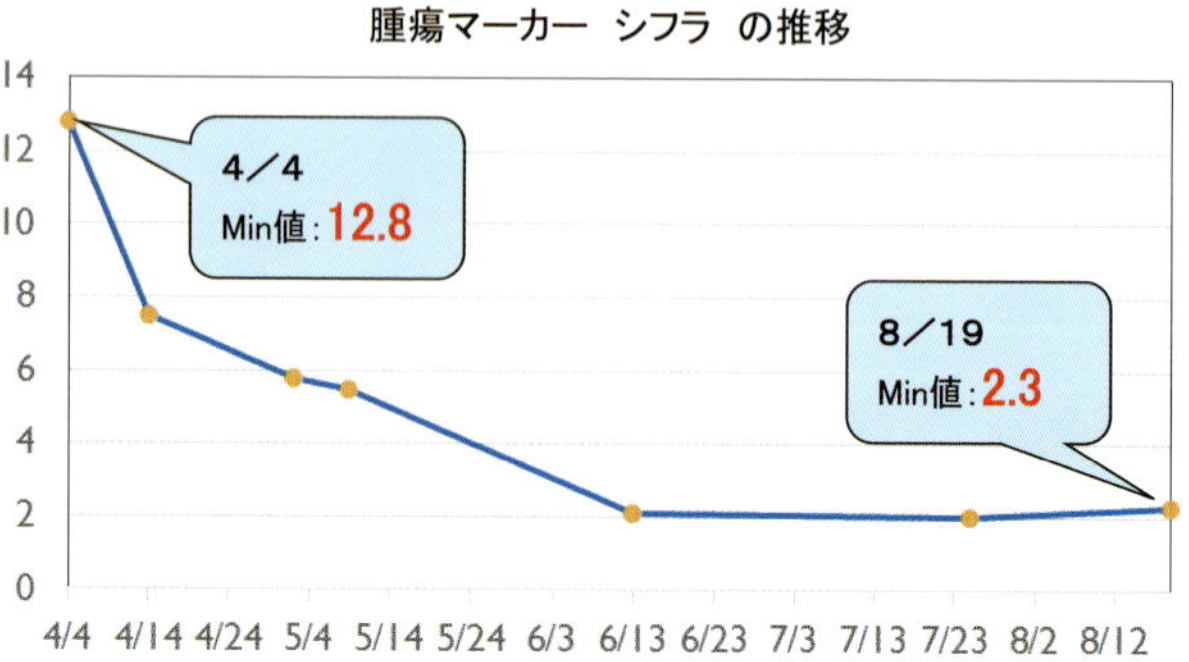

Vさん（52歳　耳下腺がん）本文104ページ

良性耳下腺腫瘍として手術したが、悪性であったため再度リンパ節郭清を行なった。術後に放射線治療を行なったが、1年半後に肺転移が見つかり、放射線治療を施行。次から次へと再発するため、遺伝子治療を併用することとなる。

→ 再度の放射線治療に遺伝子治療を加えたことで、再発数も減少し、形も平坦になってきた。増殖能が低下すると、隆起型から平坦型となる。

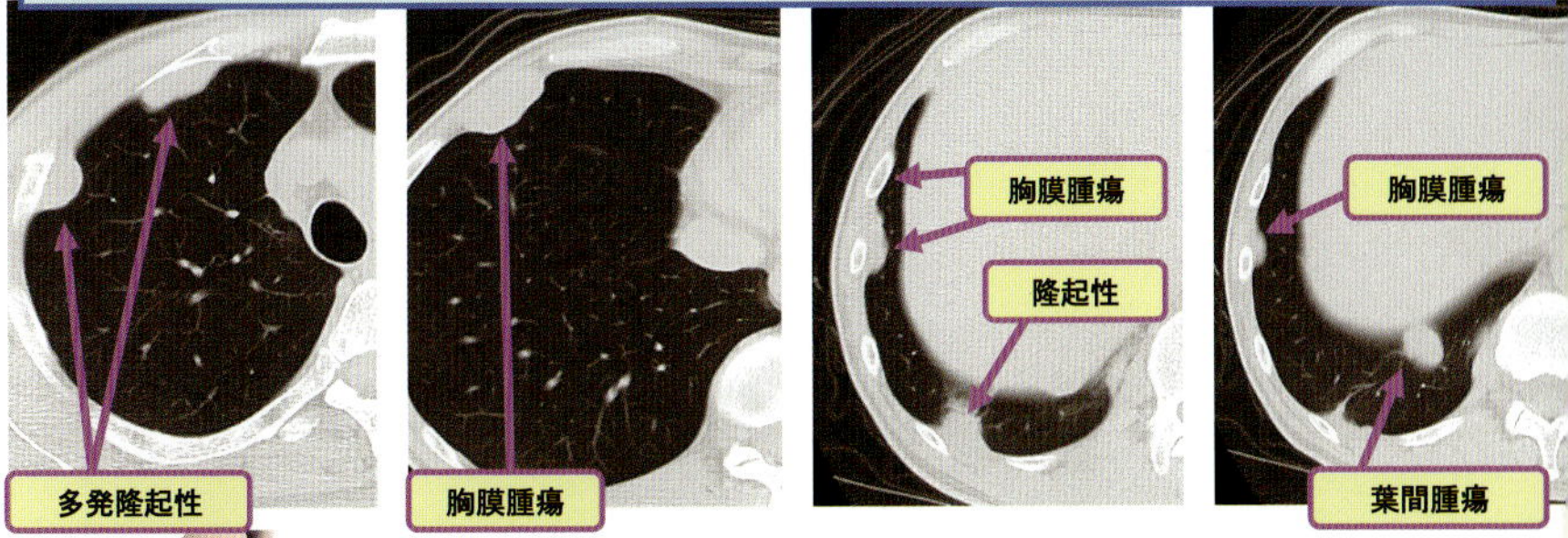

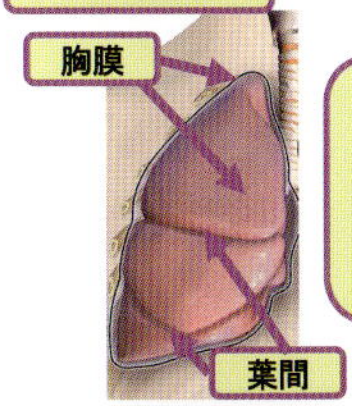

肺転移とされていたが、形態を見ると胸膜播種や葉間の腫瘍が考えられ癌性の胸腔内転移が考えられる

抗がん剤が届きにくく次々に発生してくる腫瘍を遺伝子治療と放射線で治療。最新のPETでは数が減少し、4ヵ所になった。又、腫瘍の形も隆起（丸）型ではなく平坦型となった（活動低下）

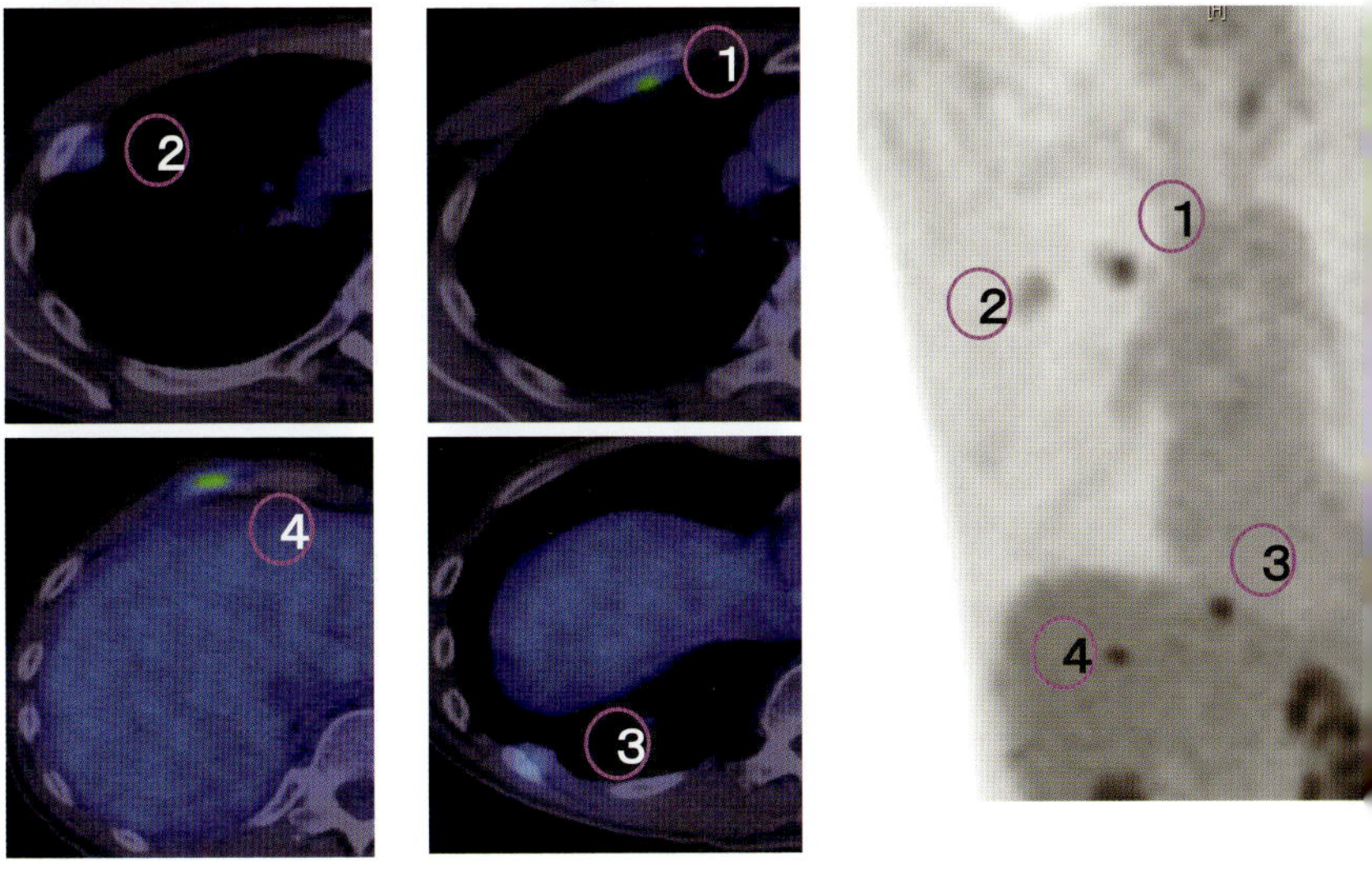

Wさん（68歳　中咽頭部がん）本文106ページ

窒息寸前の中咽頭部がん。仰向けになると呼吸もできない。本来は手術するべき状態だが、発声や食事の自由を失うことになるため、本人は絶対拒否。しかも放射線や抗がん剤がほとんど効かない、腺様のう胞腫というタイプ。

→ 遺伝子治療と放射線治療の高い相乗効果で、腫瘍は縮小し、活動性が低下。飲み込みと呼吸が改善し、QOLが大きく向上した。本来は放射線治療が効きにくいタイプだが、遺伝子治療との相乗効果に期待したことが、良い結果を生んだ。

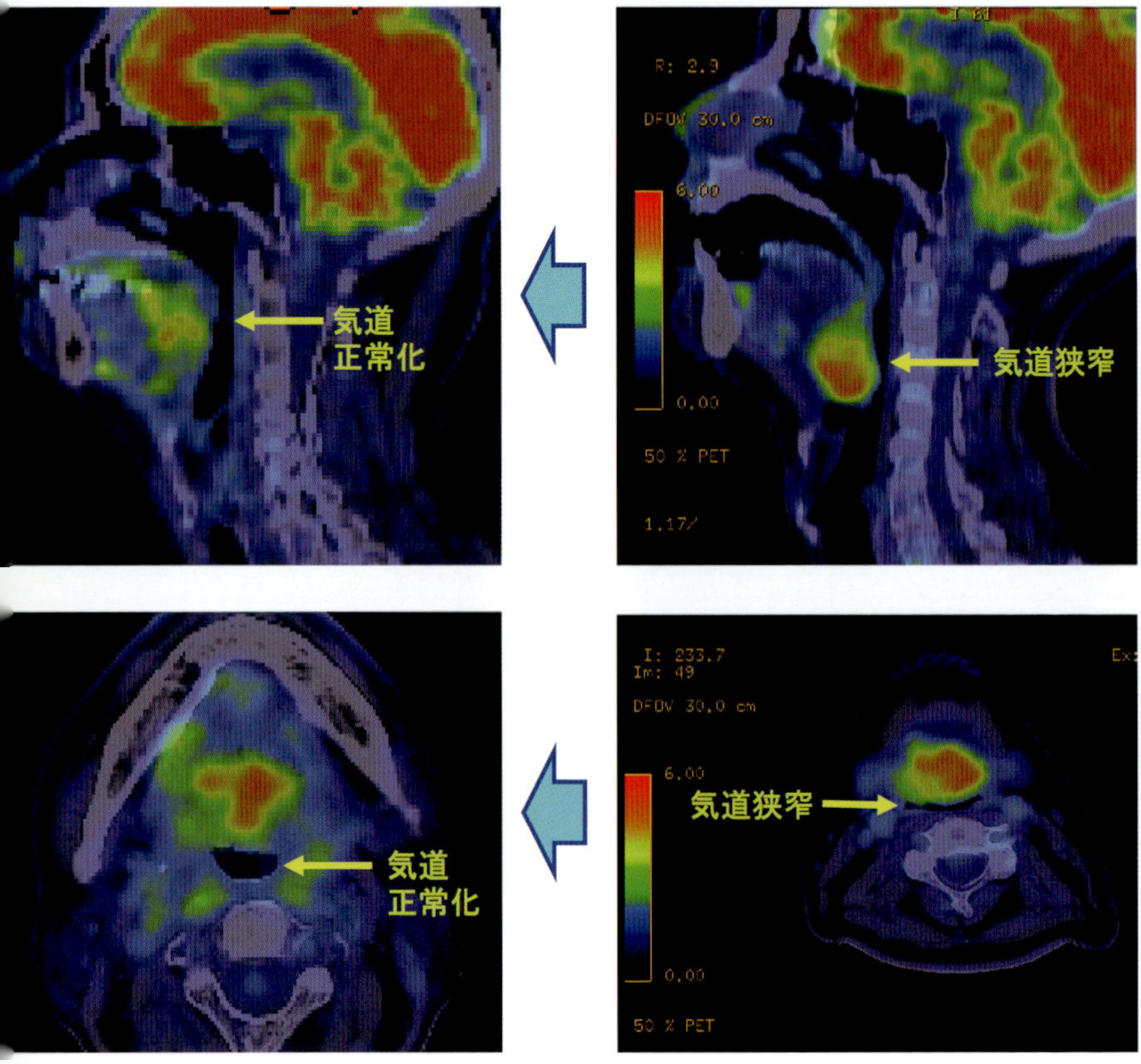

Xさん（58歳　原発不明、後に卵管のがんと診断）本文107ページ

頸部リンパ節に転移性悪性腫瘍。原発を探すも不明。他にPETで2ヶ所の縦隔転移が見つかる。原発不明で抗がん剤治療を受けられず、遺伝子治療を受けることとなる。

→ 遺伝子治療中に縦隔転移が消失。原発がわからないまま試験開腹した際、卵管に1mmに縮小したがんが見つかった。

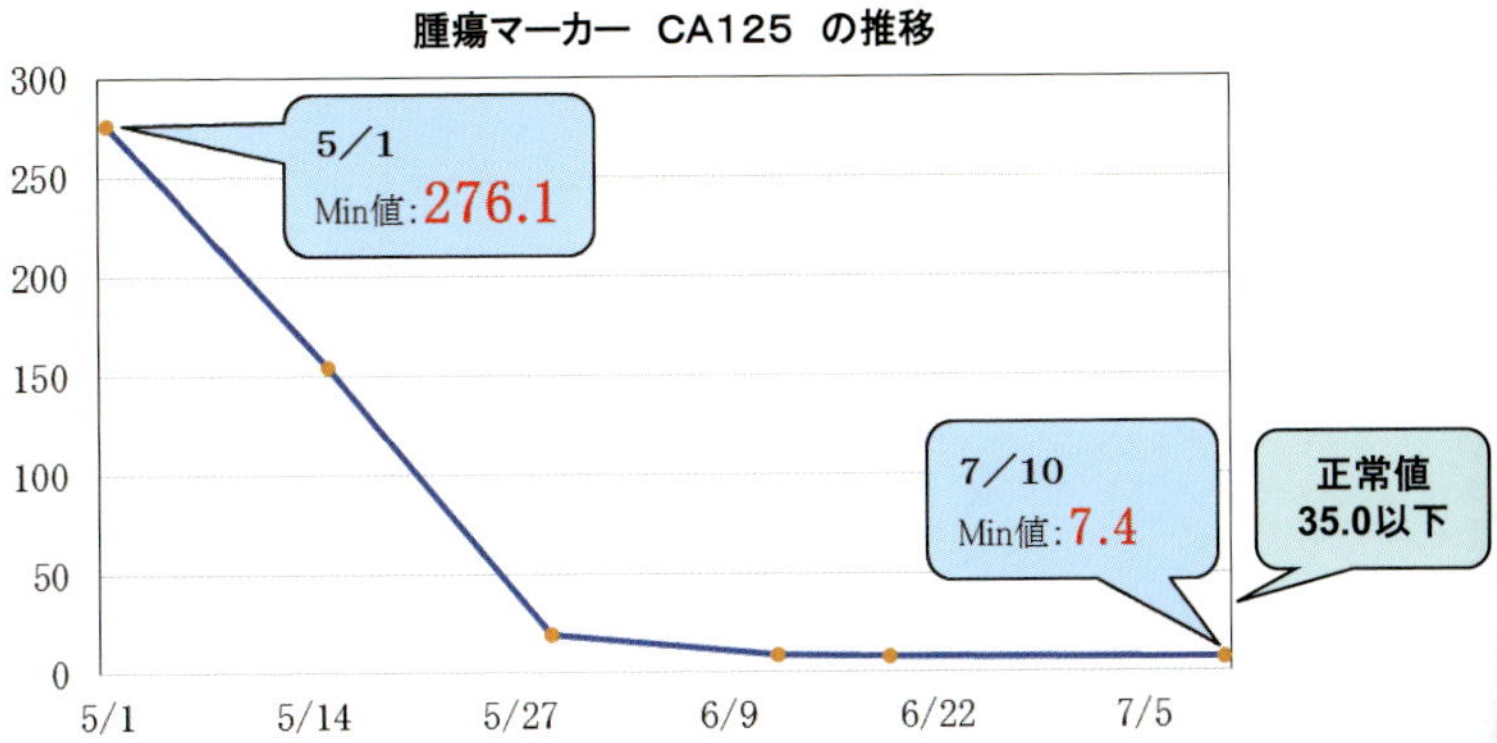

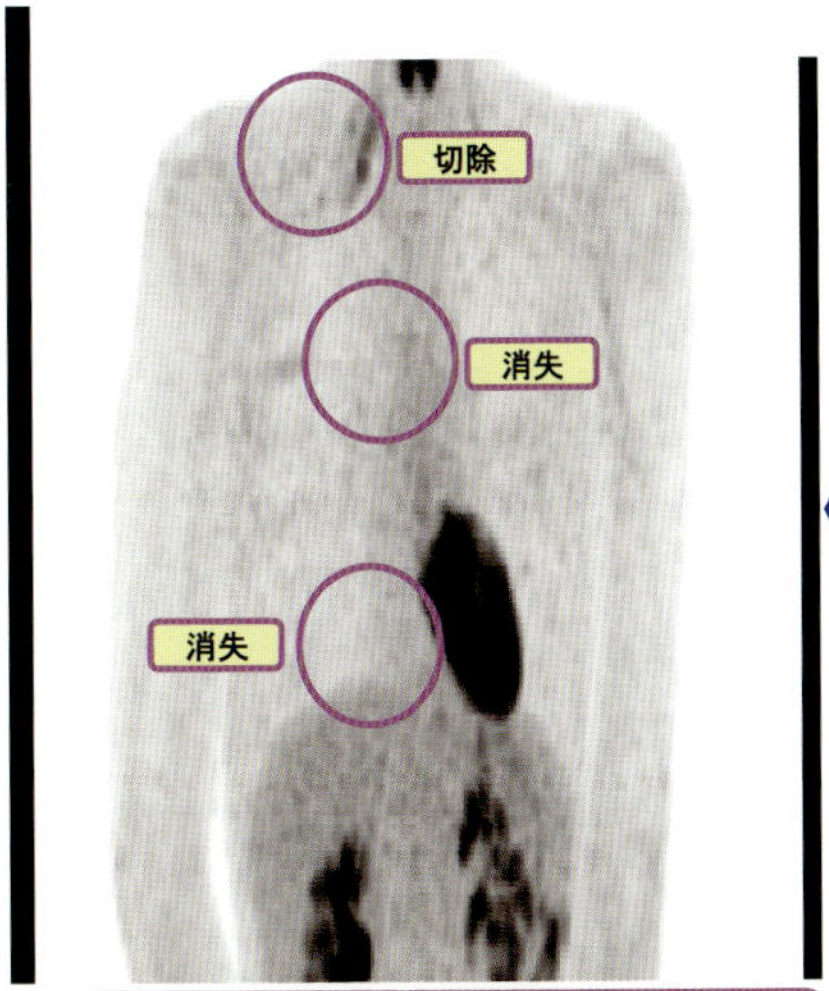

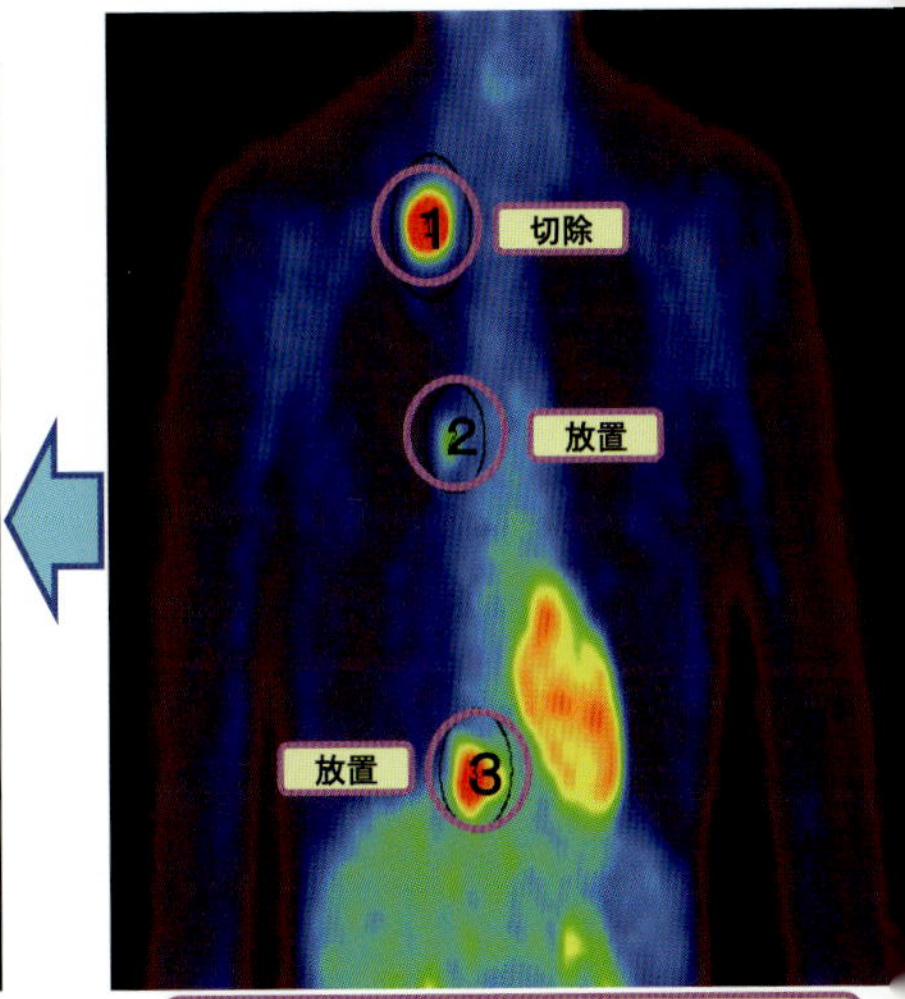

原発が不明だったので抗がん剤使用無し。
遺伝子治療で転移巣②③消失

①は切除。②③は深いため切除無し

Yさん（53歳　平滑筋肉腫、側方臀部転移、腹腔内転移）本文109ページ

平滑筋肉腫の多発転移で、右大腿の腫瘍が臀部と腹腔内に転移している。→ 臀部の腫瘍に遺伝子治療の局所注入を行なったところ、縮小、沈静化したため腹腔内腫瘍にも治療を開始した。

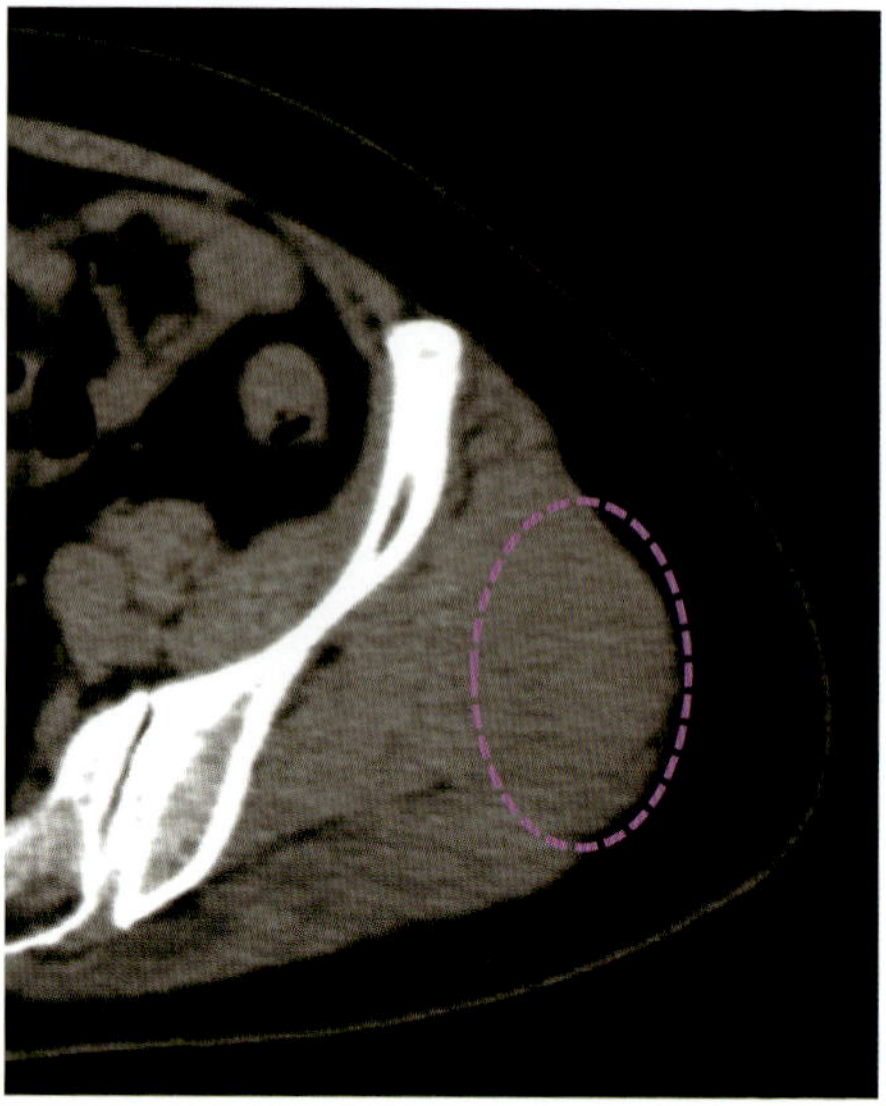

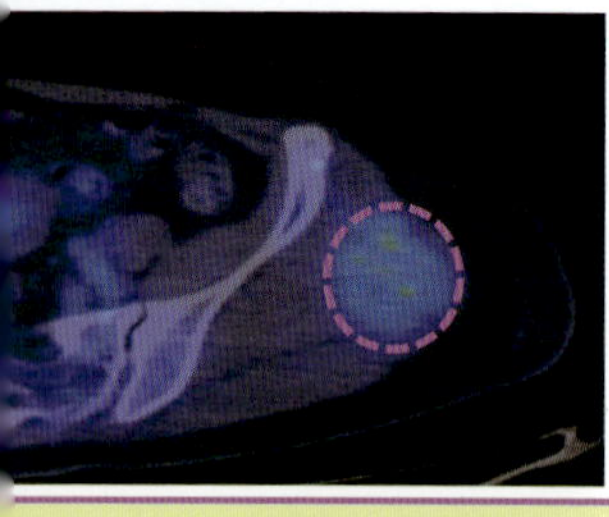

穿刺で縮小し活動性が低下した。

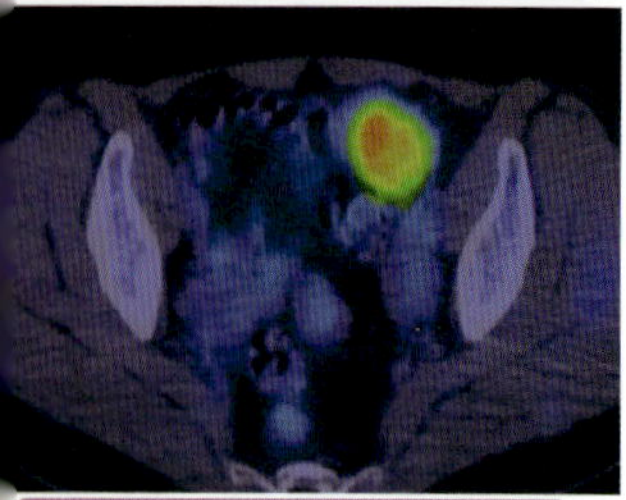

腹腔内はまだ活動性あり

Zさん（60歳　悪性リンパ腫）本文110ページ

13cmもの大きな悪性リンパ腫。1回の抗がん剤＋遺伝子治療を施行。

→ 著効して2cmの正常なものとなり、その後も再発なし。1回の治療で終了した。

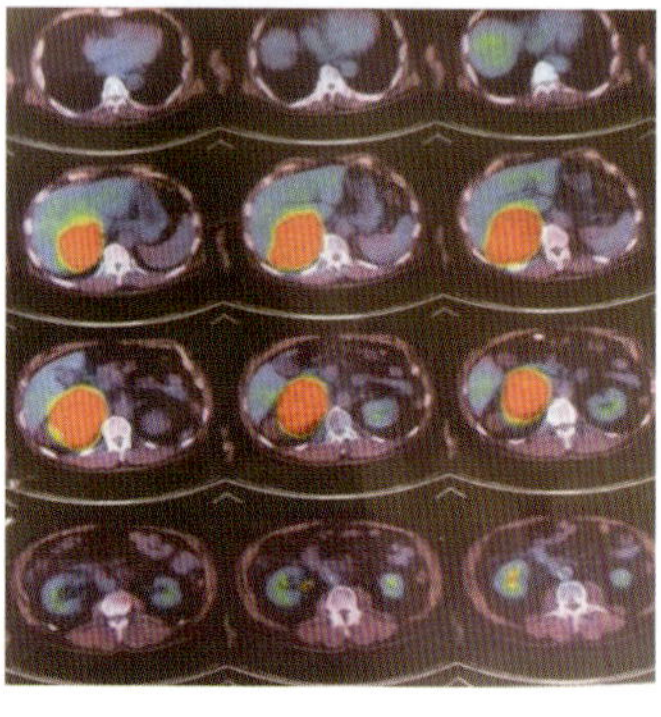

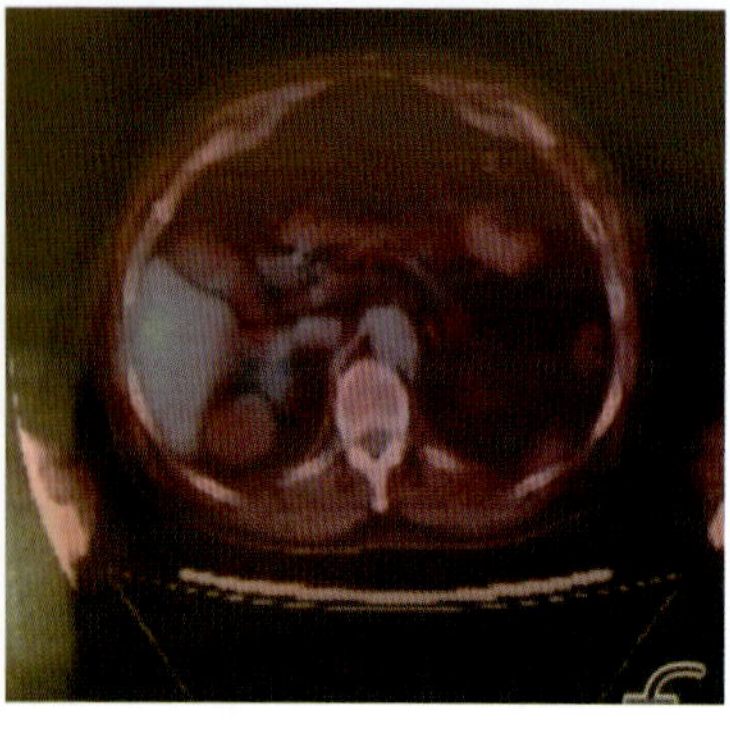